VIVA MAIS
E VIVA BEM 1

Este livro é dedicado à minha maravilhosa família, que ofereceu inestimável apoio durante as longas horas de pesquisa e escrita.

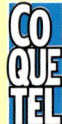

Título do original: Live Longer Look Younger
Autora: Dra. Sarah Brewer

CONNECTIONS EDITION
Esta edição foi publicada na Grã-Bretanha em 2012
Por Connections Book Publishing Limited
St. Chad's House, 148 King's Cross Road
Londres WC1X 9DH
www.connections-publishing.com

Direitos do texto © Dra. Sarah Brewer, 2012
Direitos da edição © Eddison Sadd Editions, 2012

O direito de a Dra. Sarah Brewer ser identificada como autora desta obra lhe é assegurado em observância ao Copyright, Designs and Patents Act, de 1988.

Coordenação Editorial: Daniel Stycer
Edição: Renata Meirelles
Direção de Arte: Leo Fróes
Tradução: Davi de Figueiredo Sá
Revisão: Aline Canejo e Sabrina Primo
Diagramação: Raquel Soares
Produção Gráfica: Jorge Silva

Todas as marcas contidas nesta publicação e os direitos autorais incidentes são reservados e protegidos pelas Leis n.º 9.279/96 e n.º 9.610/98. É proibida a reprodução total ou parcial, por quaisquer meios, sem autorização prévia, por escrito, da editora.

Copyright da tradução © 2013 by Ediouro Publicações Ltda.

Ediouro Publicações Ltda.
Rua Nova Jerusalém, 345
CEP 21042-235 Rio de Janeiro – RJ
Tel.: (21) 3882-8200 / Fax: (21) 2290-7185
e-mail: coquetel@ediouro.com.br
www.coquetel.com.br
www.ediouro.com.br

CRÉDITOS DAS IMAGENS
Capa (a partir de cima à esquerda, por linhas): iStockphoto: Christine Keene/Hugo Chang/Linda Alstead/Joan Vicent Cantó Roig/Charlotte Allen/Mark Wragg/Angelika Schwarz/Supermimicry/Mercè Bellera/Studio-Annika

Image Source 9 OJO Images; 11 Fancy; 16b SPL; 18b Photolibrary; 19 Corbis RF; 26 Food Collection; 29 OJO Images; 30 Jamie Beck; 33 AbleImages; 43 OJO Images; 45 Food Collection; 51; 52 OJO Images; 57; 63b Jose Luis Pelaez, Inc; 70

iStockphoto 10 Christine Keene; 15 Joe Biafore; 16t Linda Alstead; 17 martinturzak; 21 Donald Erickson; 22t Joan Vicent Cantó Roig; 23td,te,b Cristian Baitg; 25 Magdalena Marczewska; 28 Pali Rao; 32 Angelika Schwarz; 36 Charlotte Allen; 40 Mark Wragg; 46 Studio-Annika; 47 Knape; 50 Jacob Wackerhausen; 54 Supermimicry; 58 Enrico Fianchini; 59, 61, 63t, 65, 67, 69, 71, 73t, 75t, 77, 79 Dovile Butvilaite

Shutterstock.com 5–8 Elaine Barker; 12 LianeM; 13, 14, 18t, 22b, 26b, 30, 36b, 43, 73td, 46b, 55 Kellis; 22 photosync; 22–23 PeJo; 44 Svetlana Lukienko; 56 nice_pictures; 61 Johan Swanepoel; 63 Skyline; 64–5 Kuzmin Andrey; 78 Lasse Kristensen; 99 AISPIX by Image Source; 56 Elena Schweitzer; 60 AISPIX by Image Source; 62 Brian A Jackson; 64 Roger Jegg; 66 Sebastian Kaulitzki; 66–7 spilman; 68 Netfalls-Remy Musser; 72 CLIPAREA/Custom media; 73b Lucie Lang; 74 Diego Cervo; 75b artproem; 76 Alex Advertising Photography; 78 Denis Kukareko

Dra. Sarah Brewer

VIVA MAIS
E VIVA BEM 1

10 PASSOS PARA UMA VIDA LONGA E SAUDÁVEL

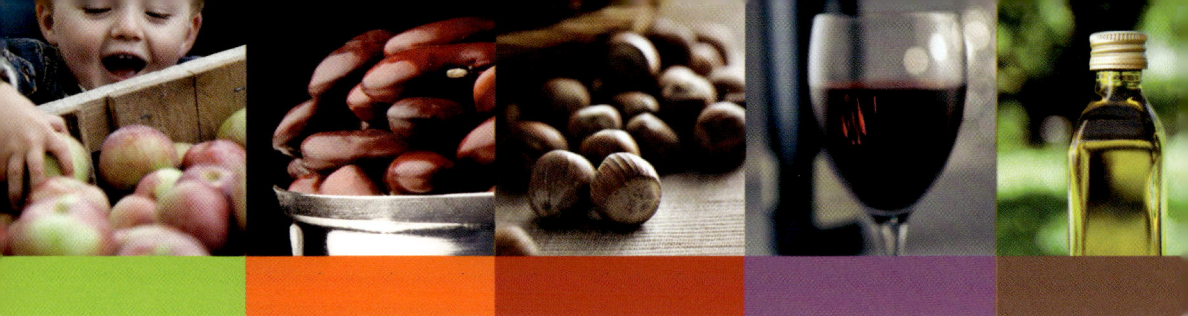

ÍNDICE

INTRODUÇÃO 5

PARTE 1
dez PASSOS 9

1 COMA MAIS frutas 10
2 COMA MAIS leguminosas 16
3 COMA MAIS nozes 22
4 APRECIE UMA TAÇA DE vinho tinto 28
5 USE azeite de oliva 32
6 COMA menos 36
7 MANTENHA UM peso saudável 40
8 PARE DE fumar 46
9 SEJA MAIS sociável 50
10 USE fio dental 54

PARTE 2
conheça SEU CORPO 57

CORAÇÃO 58
CÉREBRO 60
AUDIÇÃO 62
DENTES E GENGIVAS 64
FÍGADO 66
PULMÕES 68
OSSOS 70
MÚSCULOS 72
CABELO 74
BEXIGA 76
FERTILIDADE 78

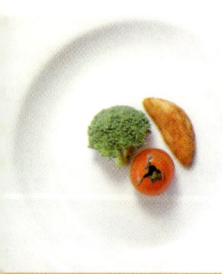
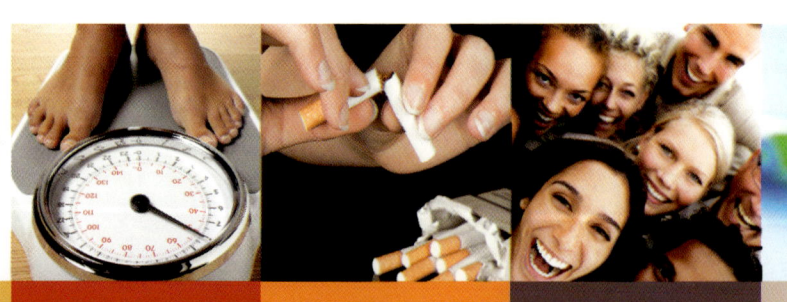

Seu guia para uma vida mais longa e saudável

Você sabia que usar fio dental diariamente pode acrescer, pelo menos, seis anos à sua vida e que comer um punhado de amêndoas por dia pode reduzir seu colesterol "ruim"? Ou que uma maçã por dia pode mesmo trazer benefícios e que se encontrar com os amigos é bom para sua saúde?

Neste guia, dividido em dois volumes, você vai encontrar todos os conselhos de nutrição e estilo de vida de que precisa – com base em evidências científicas claras – para ajudar você a envelhecer com qualidade e manter-se o mais saudável possível pelo maior tempo possível. A primeira parte de cada volume revela dez maneiras fáceis de manter a juventude e sentir-se bem, totalizando, assim, os 20 passos. Comer mais alho, beber mais chá, exercitar-se regularmente e dormir bem à noite são algumas delas – não há regimes severos ou instruções complicadas para seguir. Você também encontrará indicações de suplementos antienvelhecimento disponíveis atualmente, para ajudar a encontrar aqueles que atendam às suas necessidades, se achar que vale a pena pensar em usá-los.

A segunda parte de cada volume do guia apresenta uma visão aprofundada de diferentes partes e funções do corpo, explicando como o envelhecimento as afeta e como esses efeitos podem ser minimizados com simples mudanças nutricionais e de estilo de vida. Também há dicas de suplementos úteis para cada caso.

Talvez você tenha começado a perceber os sinais da idade e queira tomar alguma atitude para desacelerar esse processo. Não é tarde demais – você *pode* fazer algo em relação a isso. Afinal, todo mundo quer parecer tão jovem externamente quanto se sente internamente – e esses passos simples vão lhe mostrar como.

VENCENDO a idade

Não podemos evitar o envelhecimento, mas, com certeza, podemos desacelerar esse processo. Em comparação com algumas gerações atrás, quando chegar aos 50 anos significava estar bastante velho, hoje consideramos essa marca meia-idade. Os índices de longevidade estão aumentando e estima-se que, em três décadas, a expectativa média de vida possa chegar aos 150 anos. Se os 50 são os novos 40, então 100 serão os novos 66 dentro de apenas 30 anos. No entanto, não queremos apenas viver mais – queremos manter o vigor da juventude e também estender o período em que vivemos com saúde.

Pesquisadores descobriram que as pessoas que envelhecem bem integram um grupo privilegiado que, de algum modo, consegue evitar ou superar doenças a que os outros tendem a sucumbir. Por isso, seus anos adicionais costumam ser saudáveis. Mas e quanto ao restante de nós? Como podemos melhorar nossa longevidade e nossa qualidade de vida? Os genes têm, é claro, um papel importante, mas não se desespere: há ações que você pode tomar para manter a boa aparência e continuar sentindo-se bem à medida que envelhece.

Chegando aos 100

Desde a década de 1950, o número de pessoas centenárias aumentou mais rapidamente que qualquer outra faixa etária. Hoje, estima-se que uma em cada 7 mil pessoas chegue aos 100, mas apenas uma em 5 milhões alcance os 110 para se tornar um "supercentenário". E esses números, porém, devem aumentar sete vezes nos próximos 25 anos; então, parece que, realmente, estamos vivendo mais que nunca.

E não é apenas isso. Aqueles que chegam aos 100 anos costumam se manter fisicamente jovens: a maioria deles equivale, fisicamente, a pessoas dez anos mais novas, enquanto os supercentenários (que tendem a se manter fisicamente ativos e independentes até, pelo menos, os 105 anos) equivalem àqueles 20 anos mais jovens.

O fosso da idade

Pessoas centenárias tendem a ter nascido de mães jovens, com menos de 25 anos de idade. Também é mais provável que sejam, elas mesmas, mulheres – 85% dos centenários são do sexo feminino. Por quê? Possivelmente, porque elas se cuidam mais, bebem e fumam menos e são menos propensas a praticar esportes perigosos. Outra possibilidade é que a predominância de estrogênio no corpo feminino o deixe mais resistente aos efeitos do envelhecimento. Em contrapartida, os homens, movidos a testosterona, são mais propensos a correr riscos e têm uma tendência menor a procurar assistência médica para doenças crônicas conforme envelhecem. Em geral, homens que integram o "Clube do Centenário" tendem a ser aqueles física e mentalmente fortes.

NÃO É TARDE DEMAIS!

Não entre em pânico se ainda não for uma pessoa consciente. Aqueles que se tornam assim mais tarde (na manhã do 40º ou 50º aniversário, por exemplo!) trazem mais benefícios à saúde que aqueles que passam a vida toda despreocupados.

E a prudência não é o único caminho para a longevidade. Pesquisadores dos Estados Unidos analisaram os históricos médicos de 424 centenários (com até 119 anos de idade) para avaliar a resistência a dez grupos de doenças: pressão alta, problemas cardíacos, diabetes, derrame, câncer nos órgãos, câncer de pele, osteoporose, problemas na tireoide, mal de Parkinson e doença pulmonar obstrutiva crônica – além de catarata. Eles descobriram que os centenários formam três perfis:

- **Sobreviventes** (24% dos homens, 43% das mulheres) – foram diagnosticados com um ou mais desses males relacionados à idade antes dos 80 anos, mas resistiram a eles.

- **Postergadores** (44% dos homens, 42% das mulheres) – não desenvolveram nenhuma dessas doenças mesmo depois dos 80 anos.
- **Isentos** (32% dos homens, 15% das mulheres) – chegaram aos 100 anos sem desenvolver nenhuma dessas doenças relacionadas à idade.

Essa notícia é boa para aqueles que têm a vida um pouco mais corrida. Um número cada vez maior de centenários é formado por sobreviventes que passaram por – e superaram – várias doenças. Ou seja, você não precisa ter necessariamente vivido como um santo ou ter uma ficha médica limpa para chegar à idade mágica dos 100 anos.

Outros fatores ligados a ter uma vida longa e saudável envolvem ser o primogênito, ter sangue tipo B e ter parentes próximos que tenham vivido, pelo menos, até os 98 anos de idade. Infelizmente, esses fatores estão todos fora do nosso controle, mas há outras coisas que você pode fazer para aumentar seu tempo de vida saudável – e esse é o foco deste livro...

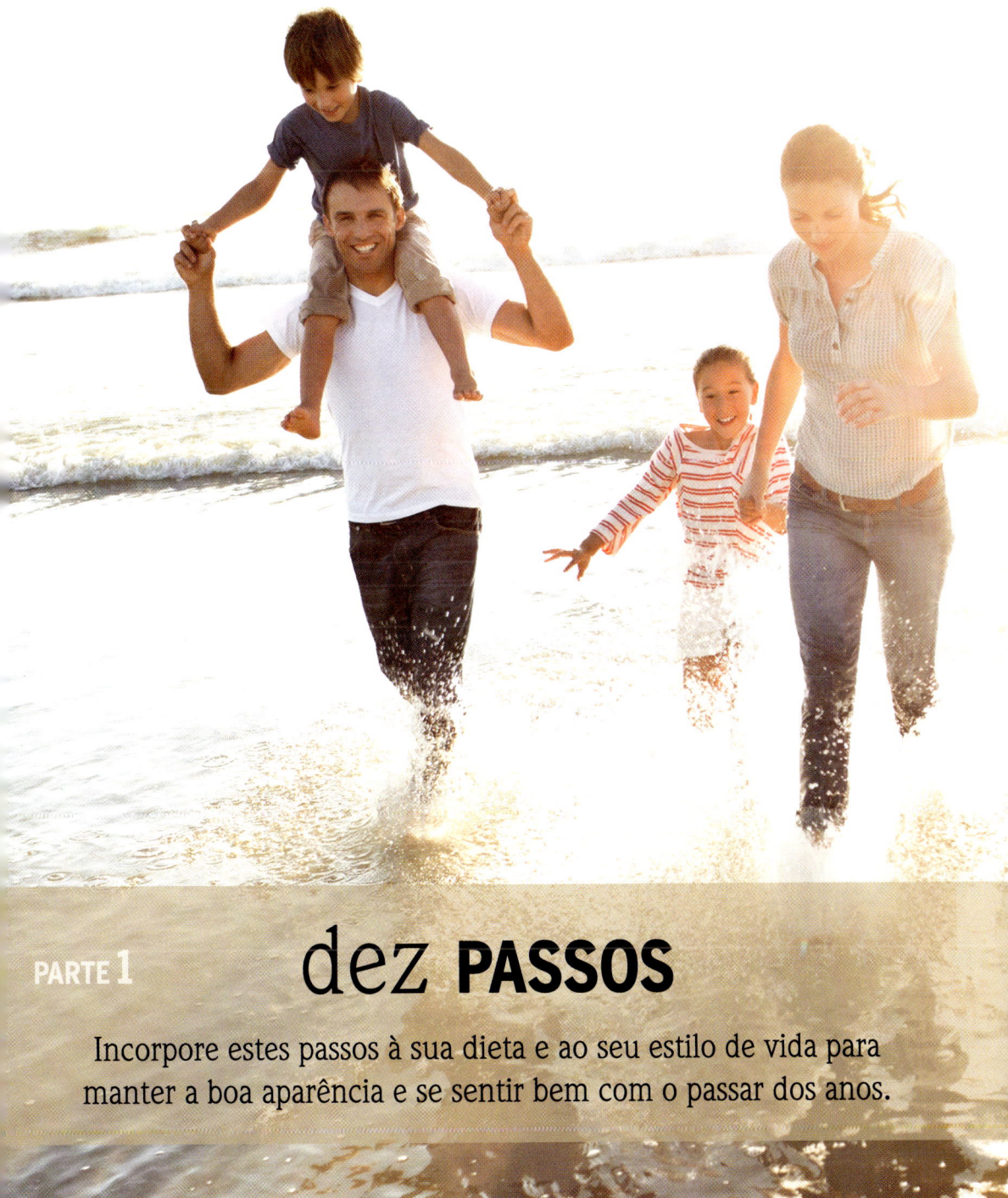

PARTE 1

dez **PASSOS**

Incorpore estes passos à sua dieta e ao seu estilo de vida para manter a boa aparência e se sentir bem com o passar dos anos.

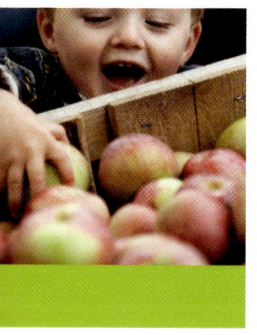

1 COMA MAIS frutas

Pessoas que comem bastante fruta tendem a viver mais que aquelas que as comem muito pouco, já que as frutas contêm uma série de substâncias benéficas que diminuem o risco de ataque cardíaco, derrame, diabetes e vários tipos de câncer.

Combatendo a oxidação

As reações de oxidação são uma das principais causas de envelhecimento prematuro, e uma dieta saudável, contendo frutas (e vegetais) em abundância, é a nossa principal defesa contra a oxidação. Essas reações são desencadeadas por compostos conhecidos como radicais livres – fragmentos moleculares que carregam uma pequena carga elétrica negativa.

Isso os torna extremamente instáveis, fazendo com que tentem livrar-se dessa carga passando-a (na forma de um elétron a mais) durante colisões com outras moléculas e estruturas celulares. Estima-se que cada uma das suas células passe por 10 mil oxidações por radicais livres por dia, que danificam proteínas, gorduras, membranas celulares e material genético (DNA). Esse dano foi relacionado a diversos problemas ligados ao envelhecimento, como:

- endurecimento e espessamento das artérias (arteriosclerose)
- doença coronariana
- pressão arterial alta e derrame
- diabetes
- deterioração da visão em virtude de catarata e degeneração macular
- envelhecimento prematuro da pele
- doenças inflamatórias crônicas, como a artrite
- mal de Alzheimer e outras formas de demência
- mal de Parkinson
- comprometimento da imunidade
- redução da fertilidade
- defeitos congênitos
- câncer

RADICAIS LIVRES

Comer frutas previne os efeitos nocivos dos radicais livres, que são continuamente produzidos no corpo em razão de:

- reações metabólicas normais (e anormais)
- contração muscular durante exercícios
- tabagismo
- exposição a poluentes ambientais
- exposição a raios X
- exposição aos raios solares UVA
- beber álcool em excesso
- efeito de alguns medicamentos, especialmente antibióticos e paracetamol

Aproveite os benefícios

Os fotoquímicos, ou substâncias vegetais, oferecem uma gama de benefícios: alguns são antioxidantes poderosos, enquanto outros têm efeito anti-inflamatório no corpo ou trazem efeitos benéficos agindo como hormônios. A seguir, estão alguns fotoquímicos encontrados nas frutas.

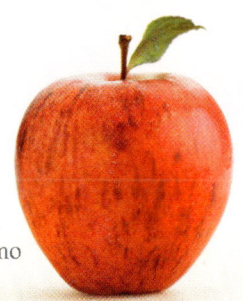

FOTOQUÍMICO	BENEFÍCIO
Micronutrientes Vitaminas, minerais e oligoelementos	Desempenham funções metabólicas essenciais em todas as células do corpo. A falta de micronutrientes pode reduzir a atividade celular e levar ao envelhecimento prematuro e à morte das células. A pressão alta relacionada à idade está fortemente associada ao consumo de sódio; as frutas contêm potássio, que ajuda a eliminar o excesso de sódio do corpo.
Flavonoides Pigmentos vermelhos, azuis e roxos (encontrados, por exemplo, em maçãs vermelhas, uvas pretas, chá-preto e cebolas vermelhas)	Quase todas as frutas e quase todos os vegetais fornecem flavonoides antioxidantes, dos quais se conhecem 20 mil. Eles ajudam a proteger contra doenças relacionadas à idade, como o endurecimento das artérias, a diabetes e o câncer.
Isoflavonas Hormônios vegetais com uma ação fraca, parecida com a do estrogênio (encontradas, por exemplo, na soja)	Imitam os efeitos benéficos do estrogênio, ajudando a dilatar as artérias coronarianas, melhorar o equilíbrio do colesterol e reduzir a viscosidade do sangue. Melhoram os sintomas da menopausa e, ao bloquear os estrogênios humanos, mais fortes, oferecem proteção contra o câncer de mama e o de próstata.
Ácidos fenólico e hidroxicinâmico (encontrados, por exemplo, em frutas silvestres, uvas e pimentas, assim como em nozes, chás e condimentos)	Protegem contra o câncer bloqueando as enzimas necessárias ao crescimento das células cancerosas.
Carotenoides Pigmentos amarelos, laranja e vermelhos (encontrados no damasco, no mamão e, especialmente, em vegetais de folhas verde-escuras)	Esses poderosos antioxidantes têm efeitos benéficos em todo o corpo, incluindo os olhos, a circulação e a pele, além de proteger contra o câncer.

AUMENTE O CONSUMO DE ANTIOXIDANTES

Cientistas desenvolveram um teste chamado Capacidade de Absorção dos Radicais Oxigenados (ORAC na sigla em inglês) para medir o potencial antioxidante de diferentes alimentos. Originalmente desenvolvido pelo Instituto Nacional do Envelhecimento dos EUA, ele mostra o quanto os antioxidantes presentes nas frutas e nos vegetais conseguem eliminar os radicais livres prejudiciais que contribuem para a inflamação e o envelhecimento prematuro.

Para um bom combate ao envelhecimento, você deve consumir, ao menos, 7 mil unidades ORAC por dia. Pessoas que comem nove porções de frutas e vegetais por dia obtêm até 20 mil unidades apenas com a alimentação, o que reduz de maneira significativa a ocorrência de danos causados pelos radicais livres no corpo. Dê uma olhada na pontuação das várias frutas listadas na tabela à direita e use-a para ajudar a aumentar sua ingestão de antioxidantes (as pontuações se referem a porções de 100 g).

Cientistas da University of Glasgow, no Reino Unido, também classificaram diferentes sucos de frutas de acordo com a quantidade de antioxidantes presentes. Eles descobriram que o suco de uva roxa, da variedade Concord, continha a mais alta e ampla taxa de polifenóis, além de maior capacidade antioxidante. Outras bebidas com pontuação mais alta são o suco de maçã integral, o suco de toranja e o suco de oxicoco (cranberry).

FRUTA	PONTUAÇÃO
ROMÃ	10.500
OXICOCO (CRANBERRY)	9.456
MIRTILO	9.260
AMEIXA SECA	8.578
AMEIXA (preta)	7.339
AMEIXA (vermelha)	6.239
AMORA PRETA	5.348
FRAMBOESA	4.925
MAÇÃ (Red Delicious)	4.275
TÂMARA	3.895
MORANGO	3.577
FIGOS	3.383
CEREJA	3.361
UVA-PASSA	3.037
MAÇÃ-GALA	2.828
MAÇÃ (Golden Delicious)	2.670
LIMÃO/LIMA	2.412
PERA (variedade verde)	1.911
PÊSSEGO	1.863
LARANJA (navel)	1.814
PERA (Red Anjou)	1.773
TANGERINA	1.620
TORANJA VERMELHA	1.548
UVA VERMELHA	1.260
UVA VERDE	1.118
MANGA	1.002

Por que 5 ou mais por dia?

Em todo o mundo, sugere-se comer, pelo menos, cinco porções de frutas, legumes e verduras por dia, pois os pesquisadores descobriram que quem ingere mais esses alimentos tem um risco menor de desenvolver algumas doenças crônicas em comparação com quem come menos. E, se comer cinco vezes por dia é bom, há evidências de que comer mais vezes é ainda melhor! Frutas, legumes e verduras ajudam a proteger contra o câncer, doenças coronarianas, derrame e, possivelmente, diabetes, bem como reduzir o risco de catarata, doença diverticular, osteoporose e obesidade.

Câncer Estima-se que até 70% de todos os casos de câncer tenham ligação com a alimentação. Uma revisão de mais de 200 estudos clínicos comprovou o efeito protetor das frutas contra cânceres no estômago, no esôfago, nos pulmões, na boca/garganta, no útero, no pâncreas e no cólon. Então, quanto mais porções ingeridas, melhor. Uma das frutas com melhor efeito protetor é o tomate, em virtude de seu pigmento carotenoide vermelho, o licopeno (*veja* página 15).

Derrame Uma análise de oito estudos, com mais de 257 mil pessoas, descobriu que comer de três a cinco porções de frutas e vegetais por dia reduz o risco de derrame em 11%, em comparação com as pessoas que comiam menos de três porções.

VOCÊ SABIA?

Cada porção de fruta que você ingere por dia pode reduzir seu risco de doença coronariana em 4% e seu risco de derrame em até 11%.

No entanto, aqueles que comiam mais de cinco porções diárias apresentavam um risco, em média, 26% menor. No total, parece que cada porção extra de fruta ingerida diariamente reduz seu risco de derrame em mais 11%.

Doença coronariana Uma pesquisa envolvendo mais de 278 mil pessoas revelou que a ingestão de três a cinco porções diárias de frutas e vegetais reduz o risco de doença coronariana em 7%, em comparação com uma ingestão inferior a três porções. Aqueles que comeram mais de cinco porções diárias tiveram um risco 17% menor. Tanto frutas quanto vegetais trouxeram efeitos protetores significativos contra doenças cardíacas, sendo que o maior efeito foi verificado nas frutas cítricas e silvestres e na pimenta.

Diabetes Uma grande análise de dados de dez estudos com mais de 190 mil pessoas descobriu que aquelas com as dietas mais saudáveis (incluindo frutas) tinham propensão até 83% menor a desenvolver diabetes tipo 2 que aquelas com um consumo menor de frutas e vegetais.

FIBRAS

Frutas (e vegetais) também são excelentes fontes de fibras vegetais solúveis, que ajudam a minimizar a absorção de carboidratos e gorduras, ajudando a evitar elevações súbitas nos níveis de glicose e ácidos graxos no sangue. Essa é outra razão por que quem come mais frutas e vegetais tem menos tendência a desenvolver diabetes tipo 2, doenças coronarianas e derrames.

Frutas-chave

As frutas a seguir são particularmente benéficas. Tente incorporar algumas delas à sua dieta se possível.

- **Damascos** são uma fonte rica de carotenoides laranja e amarelos. Coma uma porção de damascos secos como um lanche saudável de duas a três vezes por semana.

- **Abacate** é uma boa fonte de vitaminas C, E e betacaroteno, e também estimula a regeneração da pele. Tente comer um por semana.

- **Cerejas** contêm um fitoquímico chamado ácido elágico, que protege contra o câncer bloqueando uma enzima necessária ao crescimento das células doentes. Coma uma porção uma ou duas vezes por semana.

- **Pimentas** contêm antioxidantes, como a capsaicina, que protegem contra doenças coronarianas, câncer e envelhecimento precoce. Os fitoquímicos das pimentas afinam o sangue, reduzindo o risco de formação de coágulos, pressão alta e o aumento do nível de colesterol. Em algumas culturas, come-se pimenta todos os dias. Tente usá-las na cozinha pelo menos uma vez por semana se possível.

- **Frutas cítricas** são uma excelente fonte de vitamina C e de bioflavonoides – antioxidantes poderosos que ajudam na proteção contra o câncer, doenças cardíacas e inflamações. A vitamina C também é vital para manter os ossos saudáveis e a pele jovem, além de ser necessária para a fabricação do colágeno. Limões são uma fonte rica em limoneno – um fitoquímico que protege contra o câncer. Além disso, usar suco de limão como tempero reduz a necessidade de sal. Coma um pedaço de fruta cítrica por dia.

- **Uvas** são tradicionalmente dadas durante a convalescença – e por bons

VOCÊ SABIA?

Comer uma maçã por dia pode reduzir em um terço o risco de morte por qualquer causa, em qualquer idade. Isso porque as maçãs são ricas em flavonoides antioxidantes que protegem, especialmente, contra doenças coronarianas e derrames.

O QUE CONTA COMO UMA PORÇÃO?

Cada um destes itens conta como uma porção:

- uma unidade inteira de maçã, laranja, pera, pêssego, nectarina, kiwi, banana, romã ou fruta de tamanho similar
- duas unidades de satsumas, ameixas, damascos, figos, tomates ou frutas de tamanho similar
- metade de toranja, goiaba, manga, melão-gália, abacate
- um punhado de uvas, cerejas, mirtilos, morangos, tâmaras
- uma taça (100 ml) de suco de fruta (só conta até o máximo de uma porção diária, já que contém pouca fibra)

MISTURE

Escolha uma variedade de fruta para maximizar o consumo de diferentes moléculas benéficas. Tente colorir seu prato – misture frutas verdes, laranja, amarelas, vermelhas e roxas tanto quanto possível. Sucos de fruta contam somente como uma porção diária, não importando o quanto você beber (já que as fibras foram retiradas), mas batidos podem contar duas porções se contiverem, pelo menos, duas porções inteiras da fruta (em vez de suco).

motivos. Uvas vermelhas e pretas contêm antioxidantes, como o resveratrol, que ajudam a evitar o endurecimento e o espessamento das artérias. Assim como a cereja, elas contêm ácido elágico – um fitoquímico com propriedades anticancerígenas. Coma uma porção (ou tome um cálice de vinho tinto; *veja* página 28) todo dia se possível.

- **Mamões** são uma excelente fonte de carotenoides, como o pigmento vermelho licopeno, que tem propriedades anticancerígenas. Ele também contém uma enzima, a papaína, que quebra proteínas e melhora a digestão. Coma uma vez por semana.

- **Pimentões** são uma fonte rica de vitamina C, carotenoides e bioflavonoides. A mesma quantidade de pimentão vermelho contém três vezes mais vitamina C que frutas cítricas (o pimentão verde tem duas vezes mais). Procure comer pimentão, pelo menos, três vezes por semana – adicione-o regularmente à salada (ele é mais benéfico se comido cru, pois o cozimento reduz a quantidade de vitamina C).

- **Tomates** contêm licopeno, um pigmento vermelho antioxidante que protege contra doenças coronarianas e alguns tipos de câncer, sobretudo o de próstata. Tomates cozidos liberam seu licopeno mais facilmente; por isso, ketchup e molho de pizza estão (surpreendentemente!) entre as maiores fontes. Inclua tomates em sua dieta todos os dias.

2 COMA MAIS leguminosas

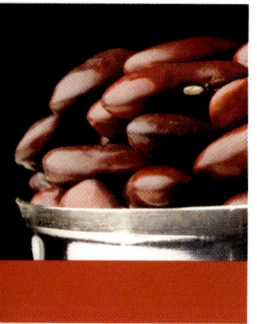

Entre as pessoas mais velhas, os alimentos mais associados à longevidade são – surpreendentemente – as leguminosas. E isso parece ser verdade, não importa em que lugar do mundo você viva.

Qualquer que seja sua etnia, parece que as leguminosas realmente fazem você viver mais. Culturas diferentes favorecem tipos diferentes: os japoneses consomem grandes quantidades de soja – tofu, *natto* (grãos de soja fermentados) e *miso*, por exemplo –, enquanto os escandinavos preferem feijão e ervilhas, e os mediterrâneos lentilhas, grão-de-bico e feijão-branco. Mas um fator é constante: todos fazem bem! Um estudo que envolveu quase 800 pessoas com 70 ou mais anos descobriu que cada 20 g adicionais no consumo diário de leguminosas diminuíram em 8% o risco de morte durante o período de acompanhamento de sete anos – um efeito protetor ainda maior que o do peixe e do azeite de oliva.

LEGUMINOSA	PONTUAÇÃO
FEIJÃO-VERMELHO	14.413
FEIJÃO-COMUM	12.359
LENTILHA-VERMELHA	9.766
FEIJÃO-PRETO	8.040
FEIJÃO-DE-CORDA	4.343
ERVILHA-VERDE (fresca)	4.039
GRÃO-DE-BICO (Garbanzo)	4.030
FEIJÃO-BRANCO	2.474

Vencendo a oxidação com leguminosas

As leguminosas são uma boa fonte de antioxidantes que combatem o envelhecimento. Aquelas com pigmentação vermelha ou preta, como o feijão-vermelho, a lentilha-vermelha, o feijão-preto e o feijão-de-corda, têm as maiores pontuações ORAC (*veja* à esquerda), mas outros tipos, como a ervilha-verde e o grão-de-bico, também se saem bem (para saber mais sobre o índice ORAC e os efeitos nocivos da oxidação, *veja* Coma Mais Frutas, páginas 10 e 12). Tente incorporá-las à sua dieta sempre que possível (novamente, as pontuações se referem a porções de 100 g).

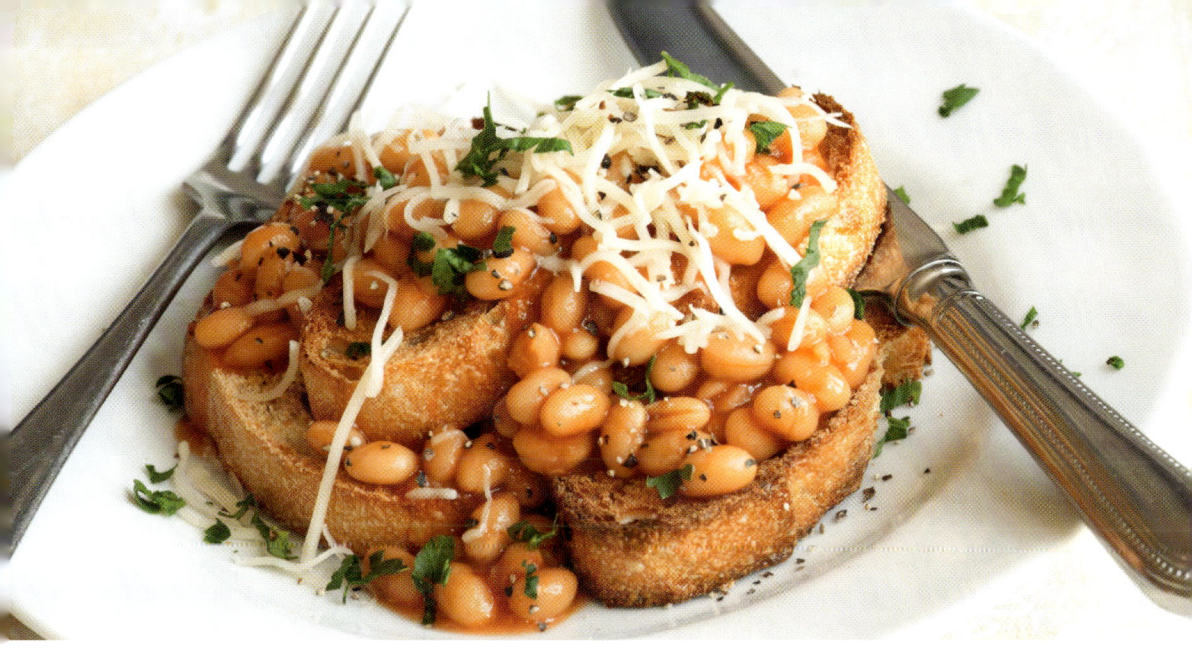

Por que as leguminosas podem aumentar a longevidade

É interessante: uma das razões por que as leguminosas nos fazem viver mais pode ser um componente que elas não têm... As proteínas ingeridas são digeridas e quebradas em seus blocos básicos, os aminoácidos. Eles são reciclados em diferentes tipos de célula para formar todas as proteínas necessárias ao metabolismo, ao rejuvenescimento celular, ao reparo dos tecidos e à imunidade. São 21 os aminoácidos vitais para a saúde humana, mas nove deles não são fabricados pelo corpo e devem vir da alimentação. Eles são conhecidos como aminoácidos nutricionalmente essenciais.

Diferentemente das proteínas de origem animal (carne, peixe, ovos, laticínios), as proteínas vegetais (grãos, nozes, sementes) não contêm todos os aminoácidos essenciais. Na maior parte das leguminosas, à exceção da soja, faltam alguns dos aminoácidos essenciais, especialmente um conhecido como metionina – e essa baixa concentração de metionina poderia explicar por que as leguminosas são associadas à longevidade: cientistas revelaram recentemente que uma ingestão menor desse aminoácido pode aumentar o tempo de vida e ser tão benéfica quanto limitar o consumo de calorias.

Além disso, apesar de as leguminosas fornecerem quase um quinto de seu valor energético na forma de carboidratos, eles vêm em uma forma complexa, que é digerida lentamente e tem efeitos mínimos sobre os níveis de glicose no sangue (em contraposição com o pico de energia e a subsequente queda provocados por carboidratos simples, ou açúcares). Manter níveis estáveis de glicose no sangue contribui para a saúde no longo prazo e pode beneficiar o controle de apetite também.

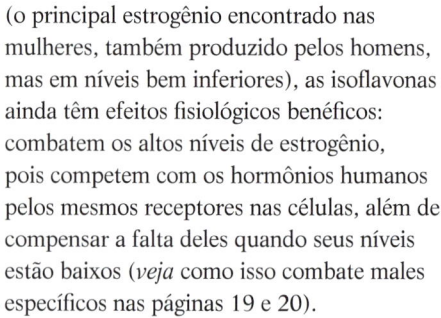

VOCÊ SABIA?

Em média, você precisa comer cerca de 1 g de proteína por dia para cada quilograma de seu peso. Uma pessoa pesando 70 kg, portanto, precisa obter cerca de 70 g de proteínas por dia em sua dieta, o que representa 15% de sua ingestão diária de energia.

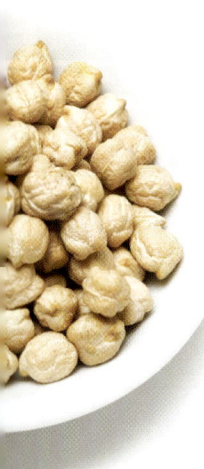

Como as isoflavonas podem ajudar

Leguminosas, especialmente soja, grão-de-bico, lentilha e feijão-verde, são ricas em hormônios vegetais conhecidos como isoflavonas. Mais de mil tipos de isoflavona foram identificados, mas apenas cinco com função estrogênica são encontrados na alimentação em quantidades significativas:
- genisteína, daidzeína e gliciteína (derivados, principalmente, da soja)
- formononetina e biochanina A, que são metabolizados para formar daidzeína e genisteína (obtidos, sobretudo, do grão-de-bico, da lentilha e do feijão-verde)

Como sua estrutura é similar à do estrogênio humano, as isoflavonas interagem com os receptores de estrogênio no corpo. Mesmo essa atividade sendo bem mais fraca que a desempenhada pelo estradiol humano (o principal estrogênio encontrado nas mulheres, também produzido pelos homens, mas em níveis bem inferiores), as isoflavonas ainda têm efeitos fisiológicos benéficos: combatem os altos níveis de estrogênio, pois competem com os hormônios humanos pelos mesmos receptores nas células, além de compensar a falta deles quando seus níveis estão baixos (*veja* como isso combate males específicos nas páginas 19 e 20).

No Japão, onde a soja é um alimento básico, o consumo de isoflavonas é de 50 a 100 mg por dia tanto para homens quanto para mulheres, em contraponto a uma ingestão ocidental típica de 2 a 5 mg diários – outro fator que contribui para a conhecida longevidade japonesa.

BACTÉRIAS BENÉFICAS

Uma em cada três pessoas beneficiam-se ainda mais das isoflavonas, uma vez que têm números suficientes de bactérias intestinais probióticas (como *Lactobacillus*, *Bacteroides*, *Bifidobacteria*) para converter a daidzeína em um estrogênio mais poderoso, conhecido como equol. As pessoas podem ser divididas em dois grupos: as que produzem equol e as que não o produzem. O equol desempenha uma atividade antioxidante mais alta que outras isoflavonas e, portanto, quem o produz obtém das isoflavonas mais benefícios à saúde que os demais. É claro que não há como saber se você consegue produzi-lo ou não; então, quando comer leguminosas ou tomar suplementos que contenham isoflavonas, vale a pena tomar também um suplemento probiótico que forneça essas bactérias digestivas.

Sintomas da menopausa No Japão, onde o consumo de isoflavonas é alto, menos de 25% das mulheres sentem as "ondas de calor" na menopausa, contra 85% das ocidentais. Vários estudos indicam que as isoflavonas podem reduzir os sintomas da menopausa, como as ondas de calor e os suores noturnos, enquanto uma análise recente de 19 testes clínicos descobriu que as isoflavonas diminuíram as ondas de calor de modo significativo em 39% dos casos em comparação com placebos.

Doenças cardíacas As isoflavonas podem reduzir o risco de doenças coronarianas de várias maneiras, com suas ações antioxidante e anti-inflamatória, que protegem contra o endurecimento e o espessamento das artérias. Ao interagir com os receptores de estrogênio, as isoflavonas promovem a dilatação das artérias coronárias, reduzem o enrijecimento arterial, a coagulação anormal do sangue e diminuem a pressão arterial. Elas também têm efeitos benéficos sobre os níveis de colesterol. Apesar de boa parte de tal pesquisa ter envolvido mulheres na menopausa, as isoflavonas também se mostraram eficazes na redução da propensão de grupos de risco entre homens de meia-idade desenvolverem doenças coronarianas.

À FLOR DA PELE

As isoflavonas têm uma ação antienvelhecimento na pele parecida com a do estrogênio, melhorando a produção de colágeno, a espessura da pele, sua hidratação e elasticidade. Elas também dão alguma proteção contra o envelhecimento da pele durante sua exposição a raios UV.

Saúde dos ossos As isoflavonas imitam os efeitos do estrogênio natural nos ossos e podem ajudar a proteger contra a osteoporose. Estudos mostram que mulheres na menopausa com dietas ricas em isoflavona têm uma densidade óssea significativamente maior na coluna e nos quadris que aquelas com menores taxas de consumo, mesmo equiparando idade, altura, peso, tabagismo, consumo de álcool, reposição hormonal e ingestão diária de cálcio. Os efeitos protetores das isoflavonas da soja na manutenção da densidade mineral dos ossos parecem ser mais marcantes nas mulheres que passaram pela menopausa mais tardiamente e naquelas com menos peso ou menor ingestão de cálcio.

Cânceres sensíveis a hormônios
As isoflavonas podem desempenhar um papel importante na proteção contra

Ervilhas frescas são uma boa fonte de antioxidantes.

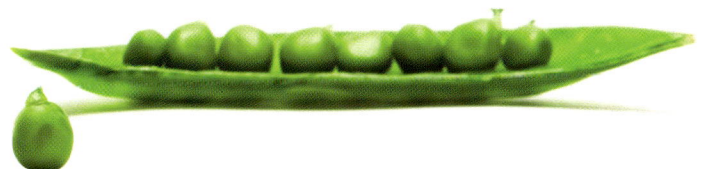

cânceres sensíveis a hormônios, como os de mama e próstata. Ao bloquear os receptores de estrogênio para reduzir o estímulo geral dos hormônios naturais (mais fortes), elas ajudam a proteger tecidos mais sensíveis a esse estímulo. Pesquisa envolvendo mais de 21 mil japonesas e 35 mil chinesas de Singapura sugere que as mulheres com maior consumo de isoflavonas de soja têm metade da propensão a desenvolver câncer de mama que aquelas que as consomem em menor quantidade – mesmo depois de levar em conta fatores como histórico reprodutivo, histórico familiar, tabagismo, outros dados alimentares e peso. A proteção foi maior em mulheres após a menopausa. Estudos no Japão e na Coreia sugerem também que homens que produzem equol têm uma incidência menor de câncer de próstata que os demais, e que uma dieta baseando-se em isoflavonas de soja é útil na prevenção do câncer de próstata.

Memória Descobriu-se que uma dieta rica em isoflavonas de soja melhora a memória e o funcionamento do lobo frontal em estudantes jovens e saudáveis (tanto homens quanto mulheres), em homens esperando cirurgias de mudança de sexo e em mulheres na pós-menopausa. Os benefícios mais significativos são vistos na recuperação da memória, em tarefas de atenção contínua, no planejamento, na memória verbal e na reversão de regras de aprendizagem.

Tragam as leguminosas!

Coma leguminosas regularmente, adicionando-as a saladas, sopas, salteados, cozidos e caçarolas. Todas têm índices glicêmicos baixos.

● **O grão-de-bico** é uma boa fonte de proteína, mas, como ocorre com a maioria dos grãos, alguns aminoácidos estão ausentes. Por isso, é melhor combiná-lo com outros vegetais e grãos integrais, como arroz e pão, para chegar a uma ingestão balanceada de aminoácidos. O grão-de-bico é uma boa fonte de potássio, cálcio, magnésio e folato, além de conter consideráveis quantidades de ferro, zinco, manganês, selênio, vitamina E e vitaminas do complexo B. Além de usá-lo em sopas e cozidos, por que não tentar fazer hummus – o prato popular originário do Oriente Médio que combina grão-de-bico cozido com suco de limão, azeite de oliva e tahine (pasta de gergelim)?

● **A soja** contém todos os aminoácidos essenciais e, por isso, sua qualidade nutricional é comparável à da carne. É também uma boa fonte de cálcio, potássio, magnésio, ferro, zinco, manganês, vitaminas do complexo B, folato e selênio. Há três variedades de soja – vermelha, preta e branca – e, hoje, ela é adicionada a vários alimentos funcionais, como barras de cereal e pães, por seus imensos benefícios à saúde. Use-a em sopas, cozidos e caçarolas, coma vagens de

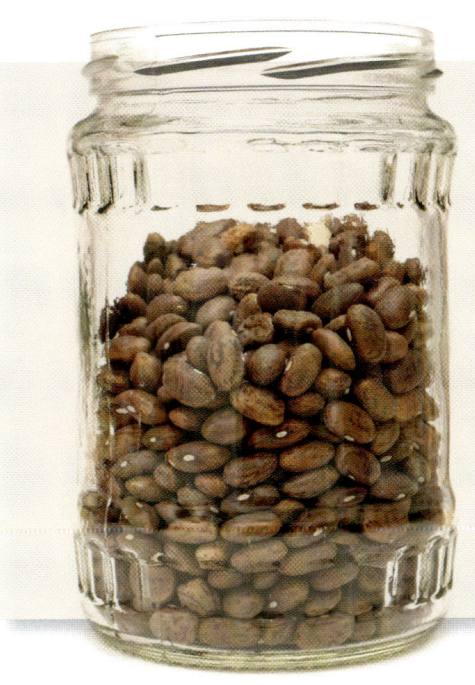

PRECAUÇÃO CULINÁRIA

Feijões secos devem ser fervidos em fogo alto por 15 minutos, depois em fogo baixo até ficarem totalmente cozidos. Isso desnatura substâncias (lectinas) que, de outra maneira, poderiam levar à indigestão e a sintomas similares ao envenenamento (o que, incrivelmente, pode acontecer se comermos apenas cinco grãos de feijão preparados de modo incorreto!). Deixar o feijão de molho durante a noite reduz o tempo de cozimento e ajuda a desativar os açúcares indigestos que são fermentados por bactérias e produzem gases intestinais.

soja cozidas no vapor para um lanche saudável (edamame) ou use produtos de soja, como tofu, miso, leite de soja e molho de soja. A soja é uma fonte tão rica de isoflavonas que meros 60 g por dia (que dão cerca de 45 mg de isoflavonas) podem trazer benefícios significativos contra o envelhecimento.

● **A lentilha** vem em numerosas variedades, como amarela, vermelha, verde, dourada e marrom. É uma boa fonte de substâncias estrogênicas, como isoflavonas e lignanas (outro fitoquímico). Ela é ideal para fazer sopas, cozidos, caçarolas, tortas e almôndegas, além de ser bastante usada na Ásia para fazer dhal, que, servido com arroz, contribui para o consumo equilibrado de aminoácidos. A lentilha também contém quantidades consideráveis de potássio, magnésio, ferro, cobre, zinco, selênio e vitaminas do complexo B. A lentilha vermelha também contém pequenas quantidades de pigmentos carotenoides.

● **O feijão** vem em variedades vermelhas, brancas e pretas, sendo que as mais escuras trazem os níveis mais altos de antioxidantes. Ele é uma fonte excelente de proteína e é a base da nutrição em várias partes do mundo, sobretudo nas Américas do Sul e Central. Para compensar a falta de certos aminoácidos, é melhor comê-lo na proporção de cinco partes de arroz para uma de feijão. O feijão tem o dobro das fibras da vagem, é uma boa fonte de potássio e também contém boas quantidades de folato, cálcio, magnésio, ferro, zinco e selênio.

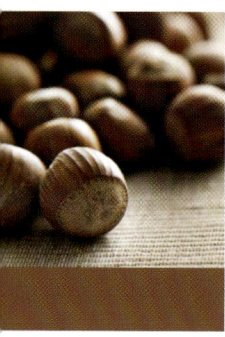

3 COMA MAIS nozes

As nozes são uma arma importante em seu arsenal antienvelhecimento. Entenda nozes como frutos secos e sementes comestíveis ricos em antioxidantes, vitaminas, minerais e óleos essenciais que protegem contra uma variedade de males relacionados ao envelhecimento.

Pessoas que comem grandes quantidades de nozes – "a comida saudável perfeita da natureza" – tendem a ter um risco significativamente menor de desenvolver pressão alta, níveis altos de colesterol, diabetes tipo 2, doenças coronarianas e derrames. Pesquisas também sugerem que elas vivem de dois a três anos a mais que aquelas que quase não comem nozes. As nozes são excelentes fontes de fibras, que ajudam a retardar a absorção de açúcares e o colesterol, e têm uma alta concentração de proteínas, cerca de 20%. Além disso, essa proteína ajuda a saciar o apetite.

As nozes também são ricas em antioxidantes (*veja* tabela na página oposta), como os hormônios vegetais conhecidos como fitoestrogênios. Eles têm um efeito mais fraco que os estrogênios humanos, ajudando na proteção contra vários males associados à idade, como o câncer de mama nas mulheres e o de próstata nos homens. Eles também podem reduzir os sintomas da menopausa, como as ondas de calor, em até 40%.

Nós e as nozes

Tente adicionar nozes a cereais, muesli, saladas, iogurtes e sobremesas. Procure ingerir um punhado (30 a 60 g) de nozes variadas e sem sal por dia como um lanche nutritivo. Compre-as frescas, em pequenas quantidades e com frequência, em lojas com boa saída de produtos. Use seus óleos como uma

VOCÊ SABIA?

A castanha-do-pará é a fonte dietética mais rica em selênio – um mineral que pode reduzir à metade o risco de você desenvolver câncer.

A noz é uma boa fonte de ácidos graxos essenciais chamados ômega-3, que ajudam a proteger contra doenças cardíacas.

A macadâmia e a amêndoa são ricas em ácidos graxos monoinsaturados – o mesmo tipo encontrado no azeite de oliva.

Supernozes

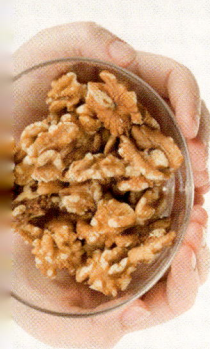

As dez supernozes a seguir estão entre as mais populares e úteis para combater o envelhecimento.
As pontuações ORAC listadas referem-se a porções de 100 g – use-as para maximizar seu consumo de antioxidantes. Você pode conseguir 20 mil unidades ORAC (o número mágico para a melhor proteção) comendo apenas um saquinho de noz-pecã! (Para saber mais sobre o ORAC e os efeitos da oxidação, *veja* Coma Mais Frutas, páginas 10 e 12.)

NOZ	PONTUAÇÃO	OUTROS BENEFÍCIOS NUTRICIONAIS
NOZ-PECÃ	17.940	Boa fonte de gorduras monoinsaturadas, potássio, zinco, manganês e vitamina E.
NOZ	13.541	Rica em ômega-3, vitamina E e selênio.
AVELÃ	9.645	Excelente fonte de vitamina E e boa fonte de potássio, ferro, manganês e gorduras monoinsaturadas, como o ácido oleico.
PISTACHE	7.983	Excelente fonte de potássio, vitamina E e antioxidantes carotenoides (na parte verde).
AMÊNDOA	4.454	Excelente fonte de vitamina E e boa fonte de potássio, cálcio e zinco.
AMENDOIM	3.166	Boa fonte de magnésio, manganês, zinco e vitaminas E, B3 e biotina.
CASTANHA DE CAJU	1.948	Contém menos gordura que as outras nozes, mas a maior parte é na forma de gorduras monoinsaturadas benéficas. Boa fonte de potássio, magnésio, ferro, manganês e zinco.
MACADÂMIA	1.695	Uma das melhores fontes de gordura monoinsaturada, como o ácido oleico, e boa fonte de vitamina E e selênio.
CASTANHA-DO-PARÁ	1.419	A fonte dietética mais rica em selênio e boa fonte de potássio, magnésio, cálcio e zinco.
PINHÃO	720	Boa fonte de potássio, ferro, magnésio, manganês e zinco, além de excelente fonte de vitamina E. A maior parte de suas gorduras é poli-insaturada e monoinsaturada.

deliciosa alternativa para temperar saladas no lugar do vinagrete tradicional. O leite de nozes compõe bebidas refrescantes que são livres de lactose, laticínios e soja – úteis para os intolerantes ao leite de vaca. O leite de nozes pode ser encontrado em lojas especializadas em alimentos saudáveis, mas você pode facilmente "fabricar" o seu – precisa apenas de algumas nozes e de água (*veja* receita abaixo). As nozes têm ainda um baixo índice glicêmico.

FAÇA SEU PRÓPRIO LEITE DE NOZES
Você vai precisar de:
45 g de amêndoas, castanhas de caju ou macadâmias cruas
200 ml de água filtrada ou mineral
- Deixe as nozes de molho durante a noite.
- Coloque todos os ingredientes em um liquidificador. Pulse algumas vezes para quebrar as nozes e, em seguida, bata em velocidade alta por, pelo menos, um minuto, até que as nozes se quebrem totalmente.
- Coe o líquido com um coador fino ou um pano de musselina, usando uma colher ou espátula para ajudar o líquido a escorrer.
- Cubra e refrigere. O leite tem validade de até dois dias na geladeira.

Tente adicionar mel, extrato de baunilha, canela ou cacau para o sabor ficar ainda melhor.

- **Amêndoas** Comer um punhado de amêndoas por dia (cerca de 23 unidades) pode reduzir seu LDL (colesterol "ruim") em 5% e aumentar o HDL (colesterol "bom") em 6%. Isso pode equilibrar melhor o colesterol, o suficiente para reduzir seu risco de ataque cardíaco ou derrame em até 20%. O óleo de amêndoas oferece benefícios semelhantes.

- **As castanhas-do-pará** são a fonte mais rica de selênio – um mineral que é, indiscutivelmente, o mais importante elemento básico de nossa dieta. O selênio protege contra várias doenças relacionadas à idade e é essencial para a saúde do sistema imunológico. Ele aumenta a atividade das células brancas responsáveis pela defesa do organismo e está envolvido na produção de anticorpos que ajudam a reduzir a severidade de infecções virais. Também tem papel vital na redução do risco de câncer. E a boa notícia é que você pode chegar ao consumo ideal de selênio comendo apenas de duas a três castanhas-do-pará por dia.

- **A castanha de caju** é peculiar porque sai do "fruto" do cajueiro (que, na verdade, é apenas um caule inchado) em vez de ser envolvida por ele. No Brasil, considera-se que a castanha de caju tenha um efeito rejuvenescedor e afrodisíaco, somado a seus benefícios nutricionais.

- **As avelãs** são uma rica fonte de ácidos graxos monoinsaturados, com

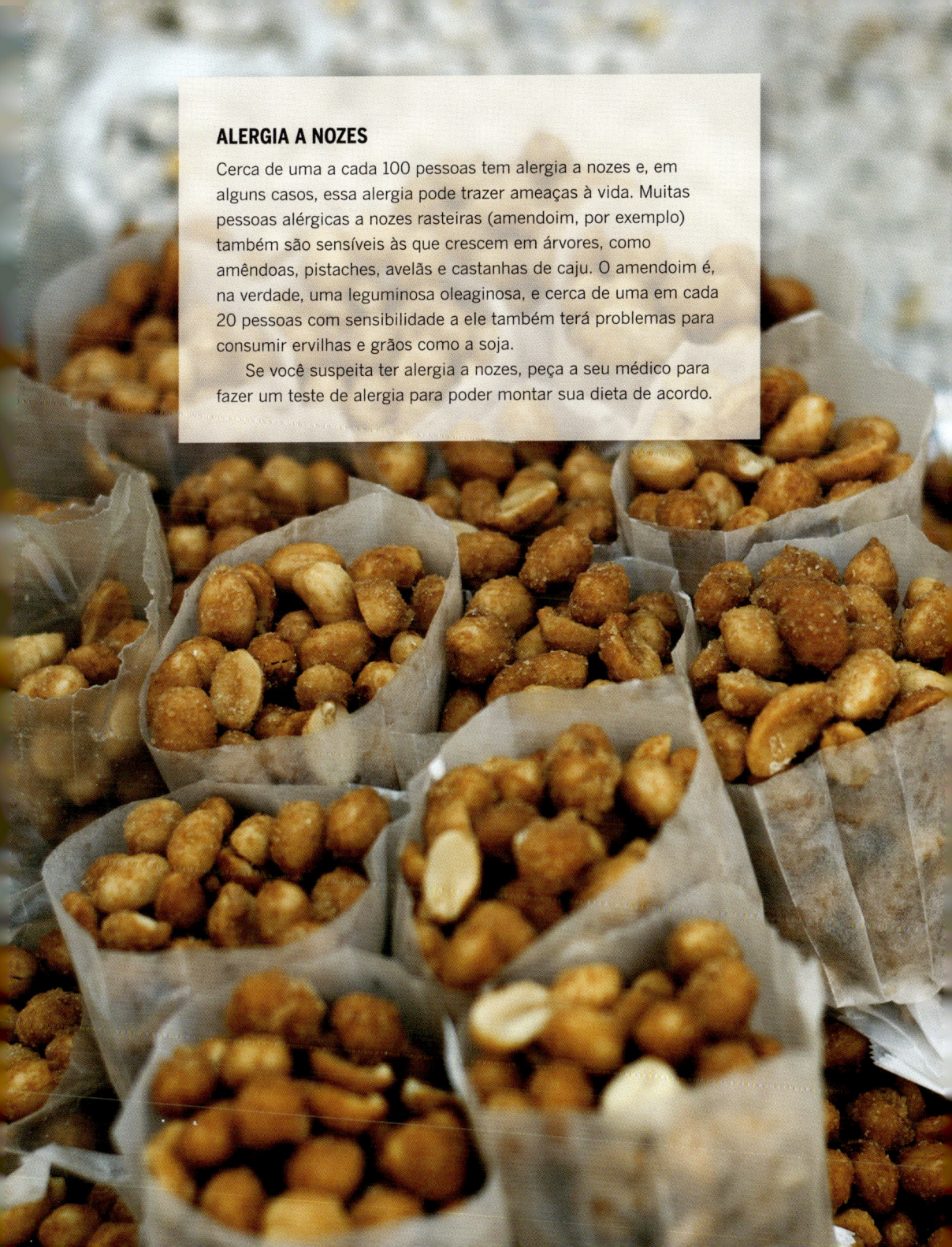

ALERGIA A NOZES

Cerca de uma a cada 100 pessoas tem alergia a nozes e, em alguns casos, essa alergia pode trazer ameaças à vida. Muitas pessoas alérgicas a nozes rasteiras (amendoim, por exemplo) também são sensíveis às que crescem em árvores, como amêndoas, pistaches, avelãs e castanhas de caju. O amendoim é, na verdade, uma leguminosa oleaginosa, e cerca de uma em cada 20 pessoas com sensibilidade a ele também terá problemas para consumir ervilhas e grãos como a soja.

Se você suspeita ter alergia a nozes, peça a seu médico para fazer um teste de alergia para poder montar sua dieta de acordo.

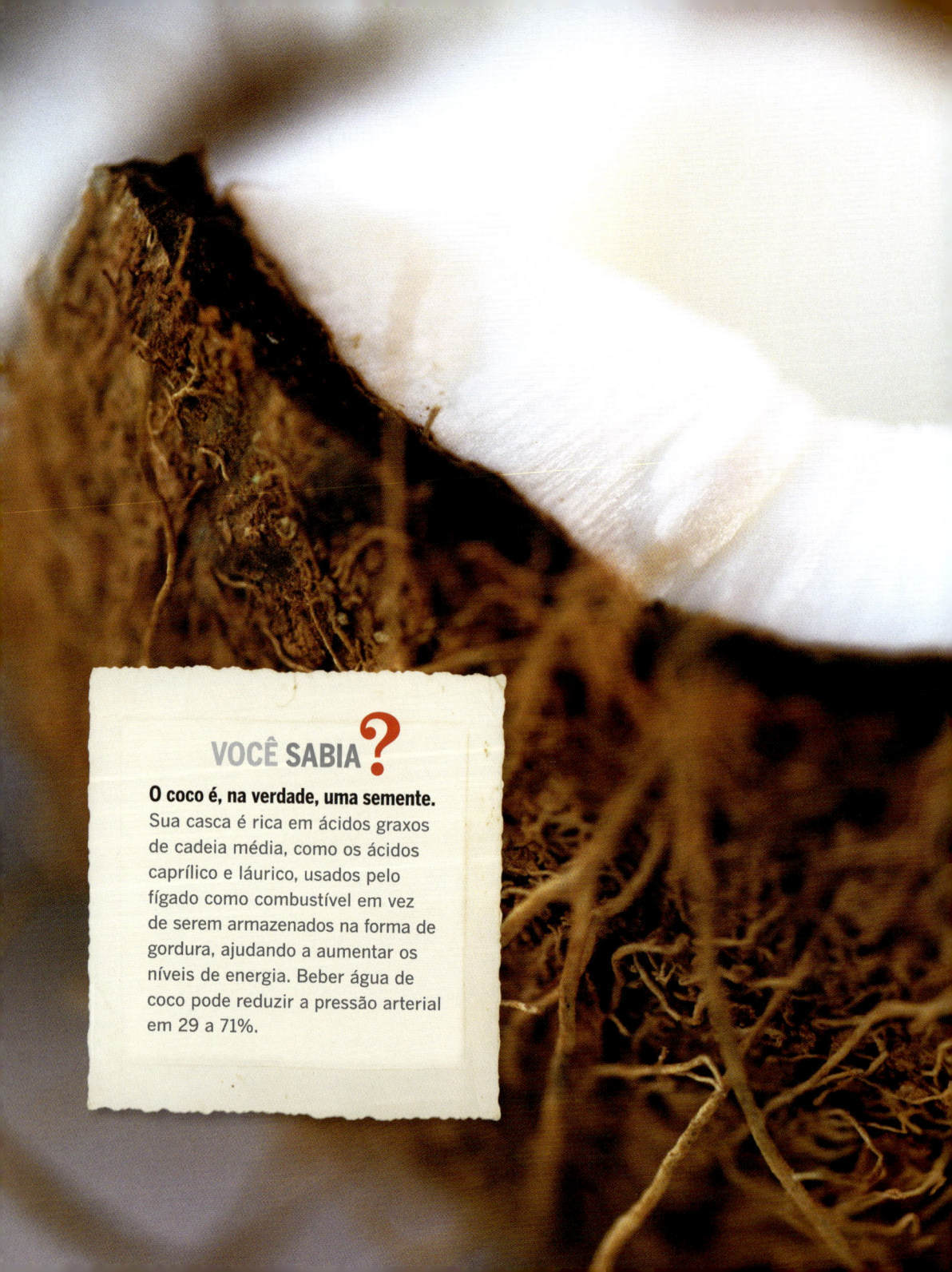

VOCÊ SABIA?

O coco é, na verdade, uma semente. Sua casca é rica em ácidos graxos de cadeia média, como os ácidos caprílico e láurico, usados pelo fígado como combustível em vez de serem armazenados na forma de gordura, ajudando a aumentar os níveis de energia. Beber água de coco pode reduzir a pressão arterial em 29 a 71%.

seu óleo contendo até 82% – mais que o azeite de oliva (73%) e o óleo de amêndoas (68%), e similar ao óleo de macadâmia (81%). Comer uma porção de avelãs por dia aumenta de maneira significativa os níveis de vitamina E no sangue e diminui o colesterol total e o LDL (colesterol nocivo).

> **REDUZA SEUS RISCOS**
>
> Pesquisas com mais de 1.110 homens sugere que aqueles com as maiores ingestões de selênio têm quatro vezes menos chances de passar por um derrame que os demais – então, vá com tudo nas castanhas-do-pará!

● **A macadâmia**, assim como a avelã, é uma das fontes mais ricas de acidos graxos monoinsaturados, contendo 81%. Enriquecer a dieta com macadâmias reduz significativamente tanto o colesterol total no sangue quanto o LDL em três semanas. Esses efeitos foram verificados com um consumo baixo, de apenas 20 g por dia. Reduções sutis no peso e no IMC (índice de massa corporal – *veja* página 41) também ocorreram, apesar de um aumento no consumo total de gordura, já que a macadâmia contém proteínas e fibras que ajudam a saciar o apetite.

● **Os amendoins** não são nozes, mas leguminosas – como o feijão. Eles são uma boa fonte de resveratrol – um antioxidante encontrado também no vinho tinto. Acredita-se que o resveratrol proteja contra o enrijecimento e o espessamento das artérias (arteriosclerose) e contra doenças coronarianas.

● **O pistache** ajuda a reduzir o colesterol "ruim" (LDL) e a aumentar o colesterol "bom" (HDL), evitando o espessamento das artérias e diminuindo o risco de ataque cardíaco. Ele também pode ajudar a proteger contra a diabetes em virtude da alta concentração de ácidos graxos monoinsaturados e essenciais. Como a macadâmia, o pistache ajuda a saciar o apetite; então, mesmo que sejam ricos em nutrientes e contenham calorias significativas, mantêm um peso saudável.

● **As nozes** são uma fonte rica em óleos essenciais ômega-3, que, como o óleo de peixe, têm um efeito benéfico sobre o equilíbrio do colesterol e na redução de inflamações. O consumo regular de nozes pode reduzir o nível de LDL (colesterol "ruim") o suficiente para reduzir o risco de doença coronariana em 30 a 50% e adicionar de cinco a dez anos à sua expectativa de vida.

Macadâmias e pistaches ajudam a saciar o apetite; por isso, podem ser úteis na manutenção de um peso saudável.

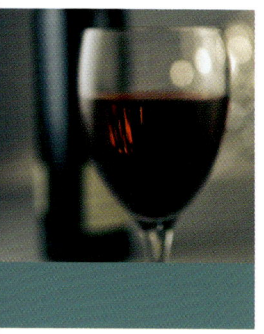

4 APRECIE UMA TAÇA DE
vinho tinto

Você pode se surpreender ao descobrir que beber uma pequena taça de vinho tinto por dia é bom para você! Isso é graças à grande variedade de antioxidantes que o vinho contém, que fazem maravilhas pela saúde do nosso coração.

O interesse nos benefícios antienvelhecimento do vinho tinto começou por causa do chamado "paradoxo francês". Pesquisadores da França notaram (com alguma satisfação) que, comparados aos britânicos e aos americanos, os franceses comiam a mesma quantidade de gordura saturada, tinham níveis parecidos de colesterol alto, fumavam tanto quanto (se não mais) e também se exercitavam pouco, mas seu risco de sofrer doenças cardíacas era menor que o de qualquer país industrializado, à exceção do Japão (os japoneses, é claro, protegidos por seu alto consumo de óleos de peixe ômega-3 e isoflavonas de soja). Esse paradoxo era mais evidente na Gasconha – lar da gordurosa salsicha Toulouse e do grande pesadelo dos cardiologistas, o patê de *foie gras*.

A principal diferença identificada entre os hábitos dietéticos dessas nações era o consumo de vinho, que os franceses normalmente aproveitavam junto com as refeições. Um estudo descobriu que, em 17 países em que o consumo de vinho era conhecido, o vinho era o único alimento com um efeito protetor significativo contra a mortalidade relacionada à idade em adultos. Qual é o motivo?

Os ingredientes mágicos

O vinho é um líquido complexo que contém uma vasta gama de antioxidantes, como os flavonoides, os flavonóis, as catequinas, as taninas solúveis, as antocianinas e as procianidinas. O vinho também tem agentes antifúngicos naturais, como o resveratrol, encontrado na casca das uvas. Como o suco de uva é deixado em contato com as cascas por mais tempo na produção do vinho tinto, esse tipo contém concentrações significativamente mais altas que o vinho branco ou o champanhe.

> **BEBER COM VONTADE**
>
> Uma grande análise de dados de 34 estudos que envolveram mais de um milhão de pessoas mostrou que o risco de doença coronariana diminuía com o consumo diário de até quatro drinques para os homens e até dois para as mulheres. No total, a pesquisa sugere que beber até 150 ml de vinho por dia é mais benéfico que prejudicial.

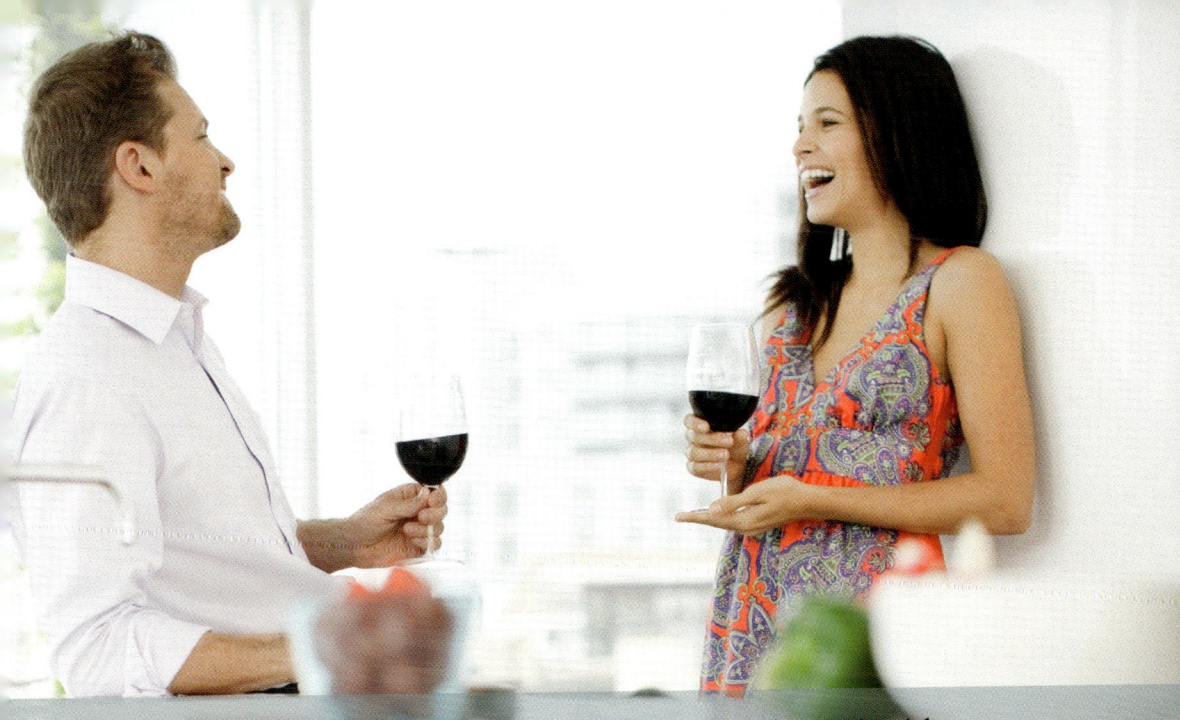

O vinho tinto contém altas concentrações de antioxidantes poderosos – então, uma taça por dia faz bem!

PODER ANTIOXIDANTE

Os antioxidantes do vinho tinto inibem a oxidação do colesterol "ruim" (LDL) e têm efeito anticoagulante, protegendo as artérias do espessamento e do enrijecimento (arteriosclerose). Esse efeito se deve em parte aos níveis reduzidos de fibrinogênio, um fator de coagulação do sangue, e em parte a uma interação com pequenos fragmentos celulares chamados plaquetas, que também estão envolvidas no processo de coagulação. Alguns componentes da alimentação, como as gorduras saturadas, deixam as plaquetas mais viscosas, o que promove sua aglomeração, levando à formação de coágulos, enquanto outros, como óleos de peixes marinhos, azeite de oliva e vinho tinto, inibem a reatividade das plaquetas.

Além disso, quando o vinho tinto é consumido junto com as refeições, ele é absorvido mais lentamente, prolongando esse efeito protetor em um momento em que as plaquetas do sangue estão sob a influência das gorduras saturadas ingeridas. Acredita-se que essa seja uma das razões por trás do "paradoxo francês" e o motivo para as pessoas que bebem vinho na Sardenha, em Creta e no sudoeste rural da França estejam entre as mais saudáveis e longevas do mundo.

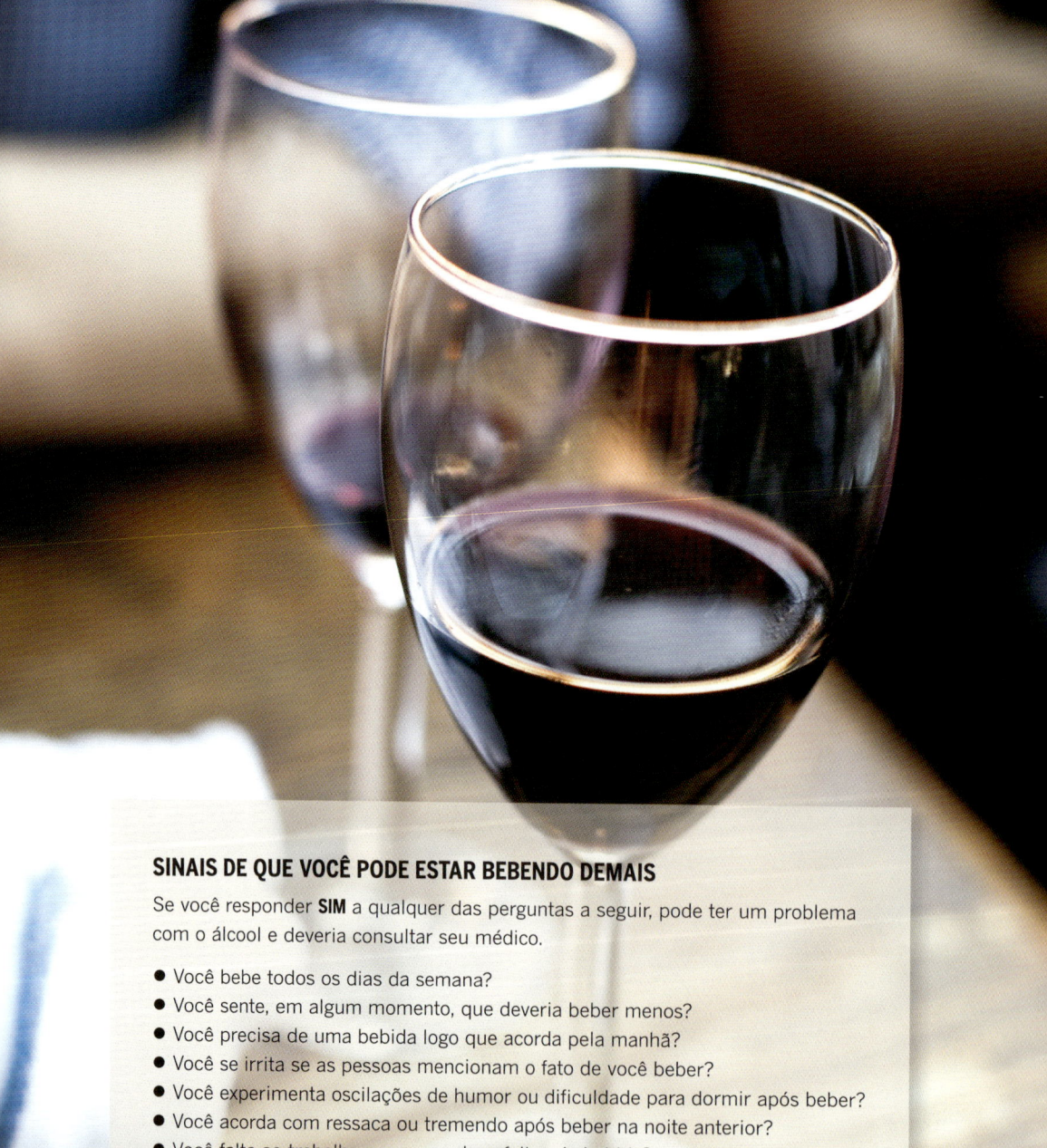

SINAIS DE QUE VOCÊ PODE ESTAR BEBENDO DEMAIS

Se você responder **SIM** a qualquer das perguntas a seguir, pode ter um problema com o álcool e deveria consultar seu médico.

- Você bebe todos os dias da semana?
- Você sente, em algum momento, que deveria beber menos?
- Você precisa de uma bebida logo que acorda pela manhã?
- Você se irrita se as pessoas mencionam o fato de você beber?
- Você experimenta oscilações de humor ou dificuldade para dormir após beber?
- Você acorda com ressaca ou tremendo após beber na noite anterior?
- Você falta ao trabalho por causa dos efeitos da bebida?
- Você bebe antes de dirigir?

Doenças arteriais A arteriosclerose está relacionada à sedimentação de cálcio nas paredes das artérias. Comparadas às pessoas que não bebem, aquelas que consomem uma dose por dia têm uma redução de 40% na calcificação extensiva das artérias coronarianas. Quem bebe de uma a duas bebidas alcoólicas por dia tem uma redução de 50%, mas níveis mais altos de consumo fazem perder essa proteção.

Moderação é essencial

É claro que os benefícios do álcool devem ser pesados contra os efeitos danosos do excesso. Quem bebe muito tem um risco maior de desenvolver pressão alta e morte prematura decorrente de acidentes de trânsito, suicídio, homicídio, certos tipos de câncer (como os de boca, garganta e mama), derrame, enfraquecimento dos músculos cardíacos (cardiomiopatia) e cirrose hepática.

CUIDADO COM O CONSUMO

Homens que bebem seis unidades de álcool por dia (por exemplo, seis taças de vinho ou três copos de cerveja comum) ou que saem para beber nos fins de semana têm quase duas vezes mais risco de morte súbita em razão de anormalidades no ritmo cardíaco que os que bebem moderadamente ou não bebem. Além disso, o excesso de álcool reduz os níveis de testosterona e acelera sua conversão em estrogênio no fígado; isso leva, portanto, à diminuição da contagem de espermatozoides e

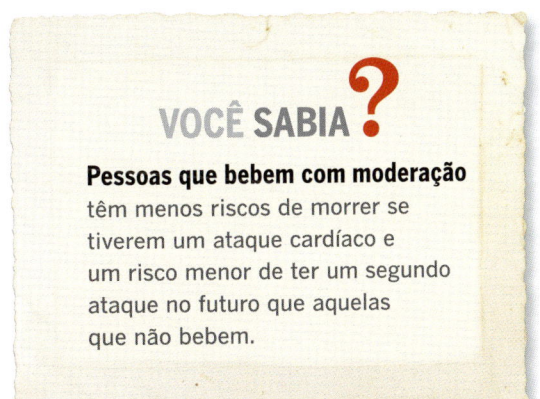

VOCÊ SABIA?

Pessoas que bebem com moderação têm menos riscos de morrer se tiverem um ataque cardíaco e um risco menor de ter um segundo ataque no futuro que aquelas que não bebem.

à diminuição da libido, assim como a problemas de ereção. Cerca de 40% da infertilidade masculina está relacionada a um consumo apenas moderado de álcool. Parar de beber pode aumentar a contagem de espermatozoides em três meses.

Os efeitos adversos do excesso de álcool são observados em doses menores em mulheres, em parte por causa do aumento do risco de câncer de mama associado ao consumo de álcool. Beber mais que duas unidades de álcool também reduz os níveis de estrogênio feminino e pode levar a problemas menstruais e à redução da fertilidade. Mulheres que bebem cinco unidades de álcool ou menos por semana têm o dobro de chances de engravidar nos seis meses seguintes se comparadas a mulheres que bebem regularmente dez ou mais unidades por semana.

Pesquisas recentes sugerem que os benefícios do consumo moderado de álcool não se aplicam igualmente a todas as pessoas. Beber moderadamente (de uma a duas unidades por dia) parece ser mais benéfico para homens acima dos 40 anos e para mulheres na pós-menopausa.

5 USE azeite de oliva

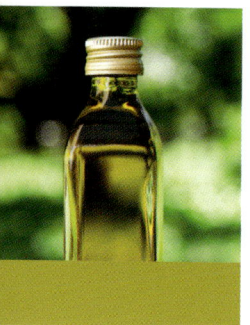

Um componente importante da dieta mediterrânea (associado a uma das expectativas de vida mais altas do planeta), o azeite de oliva pode reduzir a pressão sanguínea, melhorar o equilíbrio de colesterol e reduzir bastante o risco de ataque cardíaco.

Populações que seguem a dieta mediterrânea tendem a viver mais que aquelas com outros padrões de alimentação. Vários estudos descobriram que pessoas que dizem comer alimentos associados à dieta mediterrânea têm de 10 a 20% menos chances de morrer de ataque cardíaco, câncer ou qualquer outra causa durante as pesquisas que aquelas que não consomem azeite de oliva e outros componentes da dieta.

Cozinhando com azeite de oliva

Segundo pesquisadores da University of Münster, na Alemanha, o azeite puro permanece estável a temperaturas elevadas em virtude da alta concentração de ácidos graxos monoinsaturados e da vitamina E, um antioxidante natural. O azeite refinado pode, portanto, ser aquecido a até 210 °C antes de ocorrerem transformações químicas. Os azeites virgem e extravirgem, no entanto, são menos estáveis, pela alta concentração de componentes sensíveis ao calor que contribuem para sua cor e seu odor.

Por isso, o azeite virgem pode sofrer mudanças indesejadas no odor ou no sabor se aquecido acima de 180 °C. Então, use o azeite puro para fritar ou assar e deixe o azeite virgem ou extravirgem para defumar, refogar levemente e usar no tempero de saladas.

Conforme se dá com outros óleos, a oxidação ocorre com o tempo. Descarte o azeite se ele começar a soltar fumaça ou a cheirar estranho durante o uso. O azeite de cozinhar não deve ser reutilizado, já que a alteração pelo calor o faz liberar peróxidos lipídicos prejudiciais à saúde.

DELICIOSO E NUTRITIVO

Vinda da Grécia, Creta e do sul da Itália, a dieta mediterrânea combina grandes quantidades de azeite de oliva, vegetais, frutas, peixes, alho, grãos, leguminosas, nozes, sementes, pão e batata com um consumo relativamente baixo de carne vermelha e uma ingestão moderada de vinho tinto. Ao todo, a dieta fornece um total de 25 a 35% de gorduras, com uma ingestão anormalmente baixa de gorduras saturadas, que respondem por 8% ou menos do consumo energético.

Tipos de azeite de oliva

O azeite de oliva é derivado do fruto da oliveira (*Olea europaea*), a qual não é considerada totalmente produtiva até entre 50 e 70 anos de idade. Todas as olivas começam verdes, momento em que não estão maduras, sua consistência é mais firme e seu sabor é ligeiramente melhor. À medida que amadurecem, passam por vários tons de roxo até ficarem pretas, com a superfície se tornando cada vez mais enrugada. O sabor também fica mais adocicado à medida que o óleo contido nos frutos aumenta. As olivas destinadas à produção de azeite são colhidas antes de amadurecer, pois seu conteúdo é menos ácido, e produzem um óleo de melhor qualidade.

O azeite de oliva extravirgem é o de melhor qualidade, pois não foi purificado. Apenas cerca de 10% do azeite produzido é dessa qualidade superior. Tem um brilho verde característico e costuma ficar mais turvo à temperatura ambiente. Seu sabor é excelente, já que vem da primeira prensa da fruta e retém o aroma fresco da azeitona com menos de 1% de acidez. Também é o que contém mais antioxidantes (vitamina E, carotenoides e polifenóis).

O azeite de oliva virgem vem a seguir em termos de qualidade, com uma acidez não superior a 1,5%. O azeite virgem também é um produto de alta qualidade, já que não é purificado, e seu sabor é ligeiramente mais picante.

O azeite de oliva puro (apesar do nome) é uma mistura de óleos refinados com azeite virgem a fim de obter um sabor e uma qualidade adequados para cozinhar. A acidez não deve ser superior a 1,5% e, apesar de o sabor ser menos agradável, esse é o azeite mais vendido, por ser mais barato. Muitos são prensados com folhas de oliveira para dar uma cor verde que imita a do azeite extravirgem de primeira prensa.

ARMAZENANDO O AZEITE

O maior problema com o azeite de oliva é o envelhecimento rápido. Sua duração costuma ser de um ano após a prensa. Se deixado por mais tempo, ele pode ficar rançoso – então, não guarde na adega! O ideal é que todos os tipos de azeite sejam guardados em local arejado e escuro e usados ainda frescos – compre em lojas cuja rotatividade seja alta e evite embalagens maiores (especialmente aquelas feitas de lata ou alumínio). O azeite também pode ser refrigerado para um período mais longo de armazenamento; ele se solidifica quando resfriado, mas recupera a cor e a consistência normais quando volta à temperatura ambiente.

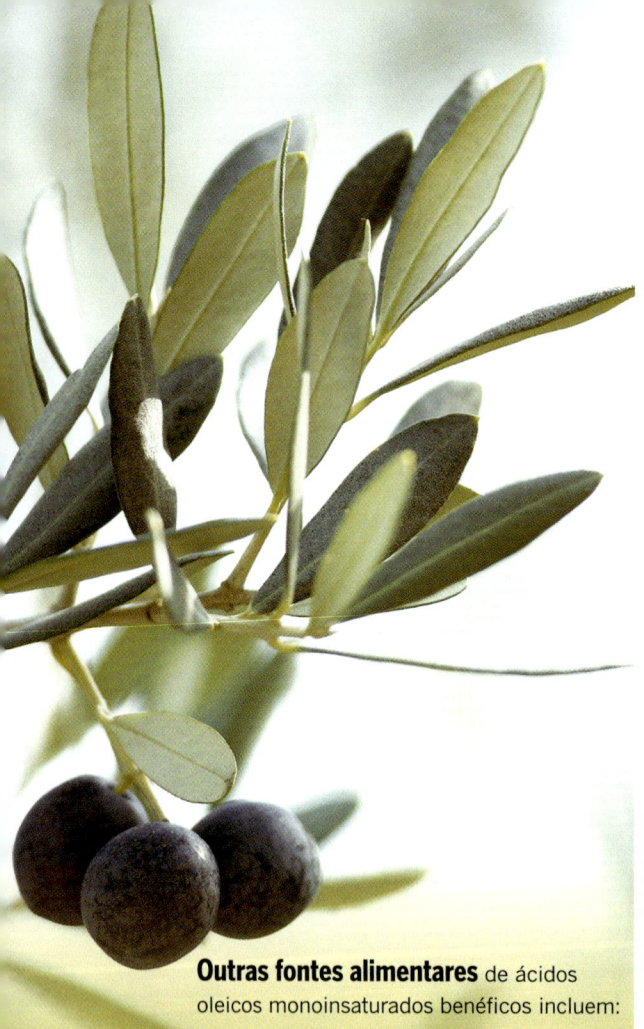

Outras fontes alimentares de ácidos oleicos monoinsaturados benéficos incluem:

TIPO DE ÓLEO	% DE GORDURA MONOINSATURADA
AVELÃ	82
MACADÂMIA	81
OLIVA	73
AMÊNDOA	68
ABACATE	62
CANOLA	60
AMENDOIM	44

A escolha saudável

Pesquisadores descobriram recentemente que seguir uma dieta mediterrânea influencia a atividade de genes associados ao desenvolvimento e à progressão do endurecimento e do espessamento das artérias (arteriosclerose) e ao controle da glicose. Outros benefícios incluem:

Pressão sanguínea Vários estudos mostram que um consumo alto de azeite de oliva reduz a pressão sanguínea. Isso se deve aos seus antioxidantes e à alta concentração de ácidos oleicos, que, teoricamente, são incorporados às membranas das células para desencadear a dilatação dos vasos sanguíneos. Em pessoas com pressão alta, usar de 30 a 40 g de azeite de oliva para cozinhar todos os dias reduziu pela metade a necessidade de usar anti-hipertensivos em um período de seis meses, e 80% conseguiram descontinuar o tratamento de vez (enquanto os que usavam óleo de girassol continuaram precisando da medicação). O efeito de redução da pressão é suficiente para reduzir o risco de derrame em até 70%.

Controle da glicose As gorduras monoinsaturadas, como o ácido oleico, contidas no azeite têm efeitos benéficos sobre a sensibilidade à insulina. Quando pessoas com diabetes tipo 2 substituem alguns dos carboidratos consumidos diariamente por 10 a 40 g de azeite, seu controle de glicose melhora substancialmente, e estima-se que seguir uma dieta rica em azeite previna mais de 90% dos casos de diabetes tipo 2. Em um estudo envolvendo 215 pessoas acima do peso que acabaram de ser diagnosticadas com diabetes tipo 2, um grupo seguiu uma dieta de tipo mediterrâneo, rica em azeite, enquanto outros seguiram uma dieta com baixo consumo de gorduras e calorias ou com teor relativamente baixo de carboidratos. Após quatro anos, apenas 44% daquelas que seguiam a dieta mediterrânea precisaram tomar medicamentos para controlar a glicose, comparados a 70% dos demais. Elas também mostraram mais avanços em outros fatores de risco para doenças cardíacas.

Equilíbrio do colesterol O consumo de azeite tem efeitos benéficos sobre o equilíbrio do colesterol, pois ele contém esteróis vegetais que ajudam a bloquear a absorção do colesterol no intestino. O azeite também é processado no fígado para reduzir os níveis do colesterol "ruim" (LDL) e aumentar os do colesterol "bom" (HDL). Esses efeitos são maiores com os azeites virgem e extravirgem. Uma dieta rica em gorduras monoinsaturadas também reduz os níveis de triglicérides (outro tipo de gordura) no sangue.

Doenças cardíacas Como resultado de todas essas descobertas, os médicos estimam que combinar a prática regular de exercícios e a abstenção do tabaco com o consumo diário de azeite como parte de uma dieta mediterrânea pode evitar oito em cada dez ataques cardíacos e sete em cada dez derrames. No Estudo da Dieta do Coração de Lyon, por exemplo, pessoas que seguiram uma dieta mediterrânea após passar por um ataque cardíaco ficaram bem menos propensas a passar por um

FAÇA COMO OS MEDITERRÂNEOS
- Coma mais frutas.
- Coma mais vegetais, leguminosas e batatas.
- Coma mais nozes e sementes.
- Use azeite de oliva em vez de outros óleos de cozinhar/temperar.
- Prefira pães e cereais integrais.
- Coma mais peixe.
- Coma quantidades de baixas a moderadas de laticínios e granjeiros.
- Coma pouca carne vermelha.
- Coma não mais que quatro ovos por semana.
- Consuma vinho em quantidades de baixas a moderadas.

segundo ataque que aquelas que seguiram uma "prudente dieta ocidental". Na verdade, os efeitos protetores foram tão notáveis – uma redução de 70% nas mortes – que o estudo foi encerrado após 27 meses (em vez dos cinco anos planejados), pois seria antiético não aconselhar o grupo de controle a também seguir a dieta mediterrânea.

Envelhecimento celular Uma das principais causas do envelhecimento é o dano ao nosso material genético (DNA). Isso ocorre, especialmente, em estruturas celulares chamadas mitocôndrias, que atuam como as baterias da célula. Pesquisadores sugerem que o consumo de mais gorduras monoinsaturadas, como o azeite de oliva, e a redução do total de gorduras poli-insaturadas (como o ômega-6) podem proteger nosso DNA. Gorduras monoinsaturadas são menos suscetíveis à oxidação, então desencadeiam menos reações inflamatórias que danificam o DNA e resultam em mutações relacionadas à idade.

6 COMA menos

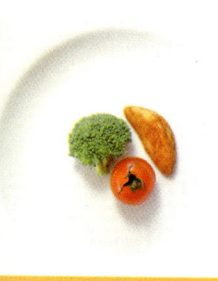

Estudos sugerem que restringir o consumo de calorias pode estender nossa expectativa de vida, reduzir a pressão sanguínea e reduzir o colesterol, bem como ajudar no combate a problemas neurológicos como os males de Alzheimer e Parkinson.

A maioria das pessoas come demais para alcançar a longevidade. Estudos com uma variedade de espécies animais, como peixes, ratos, camundongos, cães e macacos, sugerem que a restrição prolongada do consumo de calorias pode estender significativamente a expectativa de vida, em 50 a 100%. Enquanto estudos de longo prazo sobre a restrição calórica em humanos ainda estão sendo conduzidos, acredita-se que, muito provavelmente, seguir uma dieta restrita estenda a longevidade humana também.

Um artigo recente publicado no periódico *Psychology & Behaviour* dizia que a restrição calórica (com a manutenção da nutrição adequada) é a única intervenção conhecida por reduzir consistentemente a taxa biológica de envelhecimento e aumentar a longevidade média e a máxima. Infelizmente, você deve reduzir a ingestão de calorias para cerca de dois terços de suas necessidades normais para prolongar sua vida em 20 a 40 anos e, para quem adora comer, isso pode ser um preço alto demais a pagar.

A longevidade na prática

A melhor evidência de que a restrição calórica prolonga a vida humana vem hoje dos habitantes da ilha japonesa de Okinawa, cuja população tem cinco vezes mais centenários (50 a cada 100.000 pessoas) se comparada à da maioria dos países industrializados. Sua longevidade excepcional foi atribuída à alimentação tradicional, rica em vegetais e pobre em calorias, mas rica em vitaminas, minerais e antioxidantes. Esse consumo reduzido

VOCÊ SABIA?

No Japão, busca-se a longevidade por meio de uma filosofia de restrição dietética conhecida como *hara hachi bu*, ou "oito partes de dez", em que os seguidores comem apenas até que estejam 80% cheios – uma forma ideal de evitar comer em excesso!

de calorias foi observado primeiro nas crianças em idade escolar de Okinawa há mais de 40 anos, e estudos posteriores confirmaram que, na média, os adultos de lá comem 20% menos calorias que aqueles do restante do Japão.

COMENDO ALTERNADAMENTE

Comer dia sim, dia não (jejuando por um dia e comendo o que quiser no dia seguinte) parece produzir efeitos similares, com os benefícios à saúde aparecendo em apenas duas semanas. Pesquisadores escreveram no periódico *Medical Hypotheses* sugerindo que essa estratégia pode melhorar a resistência a insulina, asma, alergias, infecções, doenças autoimunes, artrose, problemas cardíacos e sintomas da menopausa. Ela também pode retardar, prevenir ou melhorar males neurológicos, como o de Alzheimer, o de Parkinson e a esclerose múltipla.

Em um dos primeiros estudos, que envolveu 120 homens, metade deles podia comer o que quisesse, enquanto os outros deveriam jejuar em dias alternados por três dias. Nesse período, eles comeram, em média, 1.500 kcal por dia – uma restrição calórica de 35% na comparação com o grupo de controle. Nos vinte anos seguintes, aqueles que se sujeitaram à restrição calórica tinham metade das chances de serem internados ou morrer que aqueles que comeram todos os dias.

Então como funciona?

A restrição calórica foi associada a níveis mais baixos de colesterol e triglicérides, pressão sanguínea reduzida e melhora no controle da glicose, além de prevenção ou retardamento do desenvolvimento de males neurológicos como os que mencionamos anteriormente. Enquanto ainda não se entende plenamente por que a restrição calórica severa e sem desnutrição aumenta a longevidade, supõe-se que isso se deva a várias mudanças significativas no metabolismo energético, nos danos causados pela oxidação, na sensibilidade à insulina, nas inflamações, na secreção hormonal e na atividade do sistema nervoso.

O QUE OS FATOS MOSTRAM

Um estudo chamado CALERIE (sigla em inglês para Medição Abrangente do Efeito de Longo Prazo da Redução do Consumo de Energia) está em andamento nos EUA para testar os efeitos de uma restrição calórica de 25% em homens e mulheres não obesos entre 25 e 45 anos. Na primeira fase dos testes, um grupo está comendo apenas 75% de suas

Mostrou-se que restringir o consumo de calorias reduz a taxa biológica de envelhecimento e prolonga a expectativa de vida.

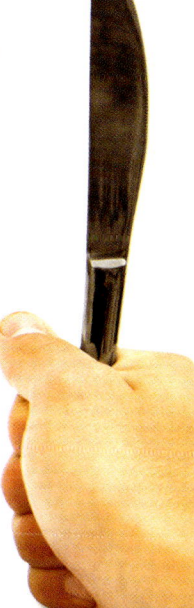

necessidades calóricas estimadas (em outras palavras, uma restrição de 25%), enquanto o outro também está conseguindo uma restrição de 25%, mas metade disso por meio de exercícios. Um terceiro grupo está seguindo uma dieta hipocalórica de 890 kcal por dia para alcançar uma perda de peso de 15% e seguirá depois uma dieta de manutenção do peso, ao passo que um quarto grupo está acompanhando uma dieta saudável planejada para manter o peso atual.

Após seis meses, ambos os grupos seguindo a dieta de restrição de 25% mostrou uma queda de 10% no peso corporal, com reduções significativas na massa de gordura (24%), gordura visceral (27%) e redução de gordura hepática (27%), sugerindo que o exercício e a restrição calórica têm papéis semelhantes em termos de equilíbrio energético. A pressão sanguínea foi reduzida, e o colesterol "bom" (HDL) aumentou o bastante para reduzir o risco de ataque cardíaco nos próximos dez anos em 28%. A temperatura do corpo e os níveis de hormônio da tireoide também foram reduzidos, de modo que a taxa metabólica caiu 6% mais que o esperado apenas pela perda de massa corporal. Consequentemente, eles geraram uma quantidade significativamente menor de reações de oxidação (que bombardeiam as células e o material genético). Como as reações de oxidação são uma das principais causas do envelhecimento precoce, esse pode ser um dos maiores efeitos antienvelhecimento da restrição calórica (*veja* Combatendo a Oxidação, página 10).

Menos é mais

Se cortar cerca de um quarto de seu consumo diário de calorias soa como um passo muito grande – o que, provavelmente, vale para a maioria de nós! –, ainda há coisas mais fáceis que você pode fazer para ajustar seus hábitos alimentares (especialmente se você tiver uma tendência a ceder às tentações). Comer só um pouco menos por dia pode fazer maravilhas para a saúde e o bem-estar no longo prazo, e você se sentirá melhor por isso.

Tente estas dicas (e *veja também* página 44):
- Leva cerca de 20 minutos para seu cérebro registrar a saciedade – então, tente parar quando chegar aos 80%, como os nativos de Okinawa, e você deverá se sentir saciado logo depois.
- Tente comer mais devagar para que seu cérebro tenha chance de acompanhar seu estômago.
- Não encha demais o prato (pode ser difícil parar de comer quando houver apenas umas poucas garfadas faltando, mesmo que você já esteja explodindo).
- Se surgir a tentação de repetir, dê alguns minutos e a vontade, provavelmente, vai passar.

CUIDADO!
Se for restringir o consumo de calorias, tome um suplemento multivitamínico e mineral para garantir a ingestão adequada desses nutrientes.

Dietas de muito poucas calorias

Várias dietas de muito poucas calorias estão disponíveis para a perda de peso. Elas costumam fornecer de 400 a 800 kcal por dia na forma de bebidas fortificadas doces ou saborosas que substituem de uma a três refeições diárias. Essas dietas fornecem as vitaminas e minerais de que você necessita, mas restringem bastante o consumo energético. Sob supervisão profissional, elas podem ajudar a perder de 13 a 23 kg de peso excessivo.

Apesar de essas dietas já terem sido consideradas extremas, hoje estão ganhando aceitação por parte dos médicos para algumas pessoas como parte de uma educação continuada e estruturada de um programa para mudar os hábitos alimentares e de vida no longo prazo. Uma ampla análise de 29 estudos, investigando se as pessoas conseguiam se manter livres do excesso de peso após emagrecer, descobriu que essas dietas eram bem mais bem-sucedidas que uma dieta tradicional com baixa caloria ou de baixa gordura e ajudavam as pessoas a evitar ganhar mais peso a cada ano do acompanhamento – mesmo até cinco anos depois.

CONSELHO MÉDICO

Essas dietas podem ser adaptadas para ajudar pessoas de peso saudável a restringir seu consumo de calorias, se quiserem, para que vivam mais. No entanto, há uma restrição. Pessoas com um índice de massa corporal (IMC – *veja* página 41) abaixo de 18,5 são consideradas abaixo do peso, o que traz seus próprios danos à saúde, associados à redução da imunidade, desequilíbrios hormonais, deficiências nutricionais e distúrbios alimentares. Se você decidir seguir uma dieta de restrição calórica, é importante fazê-lo apenas com a supervisão de um nutricionista qualificado – e, de preferência, alguém que tenha bastante treinamento médico e experiência.

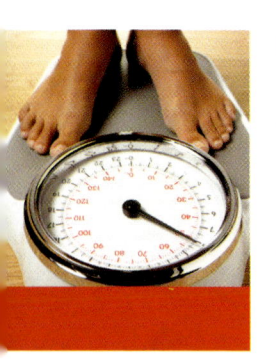

7 MANTENHA UM
peso saudável

Manter o seu peso dentro da faixa saudável para a sua altura ajuda a reduzir o risco de doenças cardíacas, derrame, pressão alta, diabetes e até alguns tipos de câncer.

É comum – e até normal – ganharmos peso à medida que envelhecemos. Isso vem em grande parte da redução de tecido muscular magro e de uma diminuição da taxa metabólica. A maior parte das pessoas não reduz o consumo de calorias nem aumenta o nível de atividades físicas para compensar – na verdade, na maior parte das vezes, a aposentadoria significa que o consumo de alimentos aumenta e o nível de exercício diminui.

Infelizmente, o excesso de peso está associado a riscos significativos à saúde. A obesidade:
- Aumenta o risco de diabetes tipo 2 em quase 40 vezes, especialmente quando a gordura em excesso fica depositada no abdômen.
- Duplica o risco de morrer prematuramente de doenças coronarianas e derrame.
- Dobra o risco de desenvolver asma.

Por isso, uma pessoa obesa morre, em média, sete anos mais cedo que alguém na faixa de peso saudável em relação à sua altura, enquanto os muito obesos têm 12 vezes mais chances de morrer prematuramente.

Por que a gordura em excesso faz mal

Estar acima do peso costuma estar associado a um estilo de vida não muito saudável, com uma dieta rica em gorduras e falta de exercício – mas nossos genes também estão envolvidos. Nossos ancestrais evoluíram com uma dieta simples com períodos frequentes de fome. Aqueles que conseguiam conservar energia e armazenar gordura sobreviviam melhor, e esses genes – selecionados pelas pressões evolucionárias para ajudar nossos ancestrais a sobreviver – agora contam contra nós.

Perder o excesso de peso reduz o risco de desenvolver problemas comuns da idade, ajudando a manter a saúde por mais tempo.

Calculando seu Índice de Massa Corporal (IMC)

Suas reservas de gordura corporal podem ser estimadas usando um cálculo em que você divide seu peso (em quilogramas) pelo quadrado de sua altura em metros. Isso produz um número chamado Índice de Massa Corporal (IMC), que indica sua classificação de peso (*veja* abaixo).

$$IMC = \frac{peso\ (kg)}{altura\ (m) \times altura\ (m)}$$

ALTURA	VARIAÇÃO DE PESO SAUDÁVEL
metros	quilogramas
1,47	40,0–53,8
1,50	41,6–56,0
1,52	42,7–57,5
1,55	44,4–59,8
1,57	45,6–61,4
1,60	47,4–63,7
1,63	49,2–66,2
1,65	50,4–66,6
1,68	52,2–70,3
1,70	53,5–72,0
1,73	55,4–74,5
1,75	56,7–76,3
1,78	58,6–78,9
1,80	60,0–80,7
1,83	62,0–83,4
1,85	63,3–85,2
1,88	65,4–88,0
1,90	66,8–89,9
1,93	68,9–92,8

CLASSIFICAÇÃO	IMC (kg/m²)
Abaixo do peso	abaixo de 18,5
Normal	18,5 a 24,9
Sobrepeso (pré-obesidade)	25 a 29,9
Obesidade	30 a 39,9
Obesidade mórbida	40 ou mais

A tabela mostra a variação de peso saudável para adultos. Se você estiver dentro dessa variação para sua altura, então não há risco maior de morte prematura em decorrência do peso.

Pessoas que herdam genes que depositam o excesso de gordura em torno dos órgãos internos (que se diz terem "forma de maçã") têm mais chances de desenvolver problemas de saúde que aqueles que o armazenam em torno dos quadris ("formato de pera"). Isso acontece porque a gordura visceral (intra-abdominal) é diferente da gordura armazenada em outras partes do corpo. Ela secreta hormônios e ácidos graxos livres que viajam diretamente para o fígado. Aqui, elas ativam genes que aumentam a produção hepática de colesterol, fatores coagulantes e outras substâncias inflamatórias que aumentam a viscosidade do sangue e a pressão sanguínea. Essas substâncias também agem como um sinal de que os estoques de gordura estão cheios; por isso, as células se tornam resistentes aos efeitos da insulina e menos glicose consegue entrar nelas. Além disso, quando os níveis de ácidos graxos livres estão altos, as células musculares começam a queimá-los – em vez de usar a glicose – como combustível.

Todos esses fatores contribuem para prejudicar a tolerância à glicose e aumentam significativamente seu risco de desenvolver diabetes tipo 2. A inflamação associada à obesidade também aumenta o risco de ataque cardíaco, derrame e vários tipos de câncer, como de mama, útero e colo.

Perdendo o excesso de peso

Sua necessidade energética diária depende de idade, sexo, nível de atividade e ocupação. As necessidades médias de homens e mulheres são mostradas na tabela a seguir. Para perder o excesso de peso, você precisa consumir menos energia do que necessita, de modo que o déficit seja coberto pelo uso dos depósitos de gordura.

Perder 10 kg de excesso de gordura pode reduzir seu risco de morte prematura em 20% e seu risco de morte relacionada a diabetes em até 30%. Esses benefícios ocorrem porque uma perda de 10 kg de gordura melhora vários fatores de risco:
- A pressão sanguínea cai, em média, 10/20 mmHg.
- Os níveis de glicose no sangue em jejum melhoram 50%.

IDADE	HOMENS (kcal)	MULHERES (kcal)
15–18 anos	2.755	2.110
19–50 anos	2.550	1.940
51–59 anos	2.550	1.900
60–64 anos	2.380	1.900
65–74 anos	2.330	1.900
75 anos ou mais	2.100	1.810

VOCÊ SABIA?

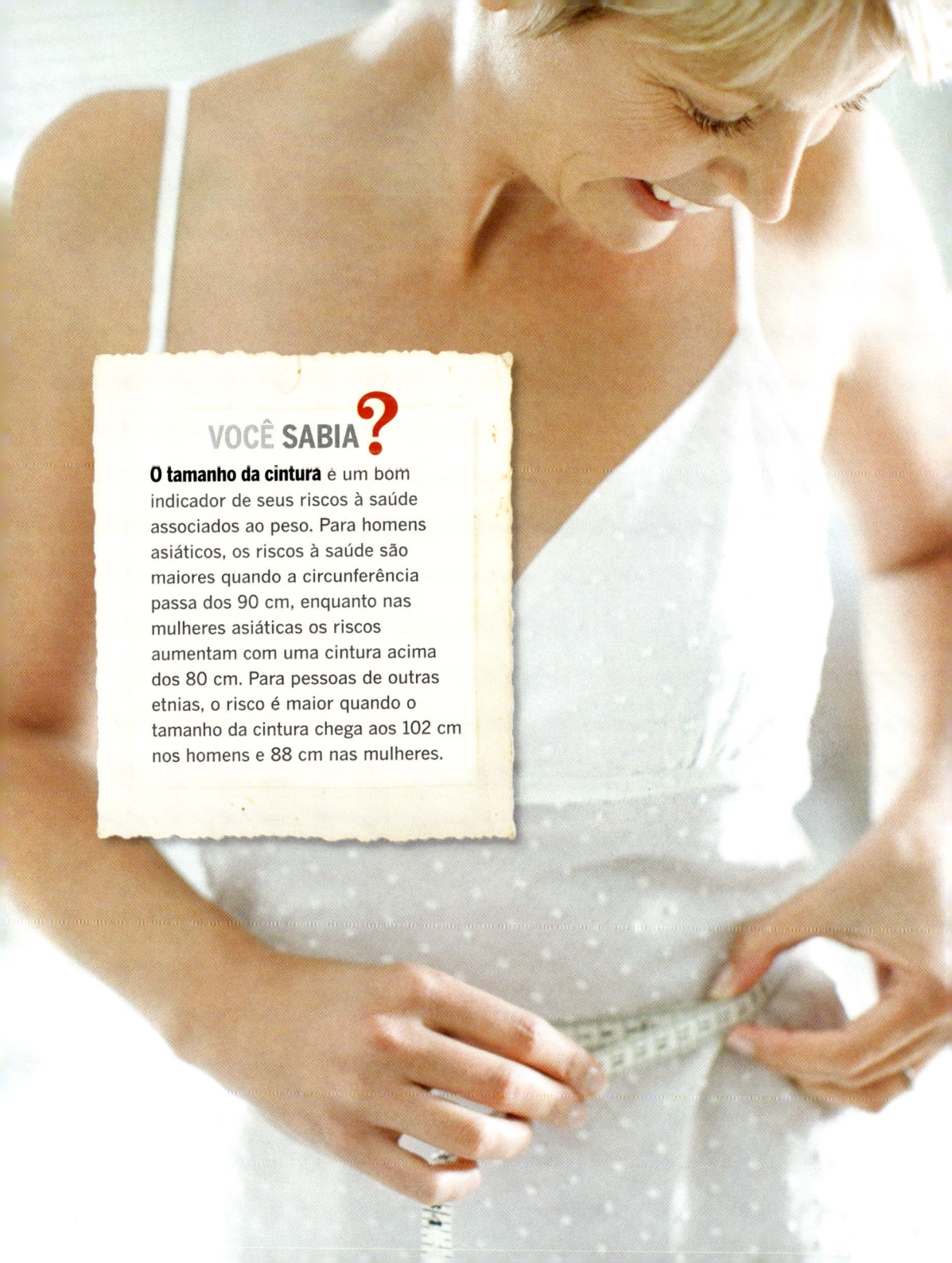

O tamanho da cintura é um bom indicador de seus riscos à saúde associados ao peso. Para homens asiáticos, os riscos à saúde são maiores quando a circunferência passa dos 90 cm, enquanto nas mulheres asiáticas os riscos aumentam com uma cintura acima dos 80 cm. Para pessoas de outras etnias, o risco é maior quando o tamanho da cintura chega aos 102 cm nos homens e 88 cm nas mulheres.

- Os níveis de triglicérides (gorduras no sangue) caem cerca de 30%.
- Os níveis de colesterol total caem 10%.
- O colesterol "ruim" (LDL) cai 15%, enquanto o colesterol "bom" (HDL) aumenta, pelo menos, 8%.

Mesmo pequenas reduções na circunferência da cintura, da ordem de 5 a 10, cm podem reduzir de forma significativa seu risco de ataque cardíaco.

EXERCITE PARA O SUCESSO

Infelizmente, é mais fácil falar em perder peso do que fazê-lo. Vários hormônios promovem ativamente o apetite e trabalham contra a perda de peso, como a grelina (fabricada no pâncreas) e o cortisol, produzido nas glândulas adrenais em momentos de estresse. O cortisol põe o corpo em "alerta vermelho" e conserva energia, reduzindo a quebra das reservas de gordura do corpo. Infelizmente, começar uma dieta pesada é exatamente o tipo de estresse físico que leva à produção de cortisol, o que é um dos motivos por que as dietas não costumam funcionar.

O exercício ajuda a vencer os efeitos do cortisol, mudando a reação ao estresse de lutar-ou-fugir para uma resposta do tipo descansar e digerir. Ele também aumenta a queima de gordura, reduz a resistência à insulina e causa a liberação de endorfinas – compostos do cérebro que suprimem a fome e aumentam a sensação de euforia. O exercício é, portanto, uma parte importante de qualquer programa de perda de peso.

Definindo a dieta

Então, qual é o melhor tipo de dieta? Infelizmente, não há uma resposta mágica para essa pergunta. As opiniões variam sobre o tipo mais eficaz de dieta de perda de peso, e o sucesso de um programa costuma variar de uma pessoa para a outra. Um estudo, por exemplo, descobriu que pessoas com sobrepeso e obesas que seguiram uma dieta de baixo teor glicêmico perderam mais peso que seguindo outros tipos de dieta (baixa gordura, baixas calorias), independentemente de se o consumo de calorias foi restrito ou se lhes era permitido comer o quanto quisessem. Outro teste, por outro lado, concluiu que seguir uma dieta mediterrânea (*veja* páginas 34 e 35) ou uma dieta de baixo teor glicêmico pode ser mais eficaz que uma dieta com baixo teor de gordura.

REGRAS BÁSICAS

Qualquer que seja o tipo de dieta que você opte por seguir é importante que o peso que você perder seja de gordura, e não de massa magra. O principal é comer menos e se exercitar mais. Adotar os hábitos a seguir também pode ajudar:

- **Sempre tome café da manhã** para acelerar o metabolismo e queimar mais energia.
- **Beba um copo d'água antes de comer** para ajudar a encher o estômago e evitar confundir sede com fome.
- **Sempre se sente com a mesa posta,** pois comer enquanto faz outras coisas faz você deixar de prestar atenção ao que está comendo e pode levar você a comer mais.

- **Use um prato menor** para você achar que está comendo mais do que realmente está.
- **Sirva porções menores** do que você acha que precisa – é comum termos o olho maior que a barriga.
- **Não deixe as travessas sobre a mesa** ou é provável que você pegue comida demais – e resolva repetir!
- **Mastigue por mais tempo** para dar ao cérebro mais tempo de receber sinais de que você está chegando à saciedade.
- **Pare regularmente durante a refeição** para que ela dure mais tempo e a satisfação apareça antes de você comer demais.
- **Deixe um pouco de comida no prato** de propósito – não "limpe" o prato.
- **Espere para comer:** para diferenciar entre fome e apetite, se force a esperar de 15 a 20 minutos a mais quando quiser fazer um lanche. Se for apetite, a vontade vai desaparecer; se for fome mesmo, sente-se à mesa e faça um lanche saudável.
- **Mantenha um diário** de sua alimentação e anote tudo o que comer – isso ajuda especialmente se você tiver dificuldade para perder peso.

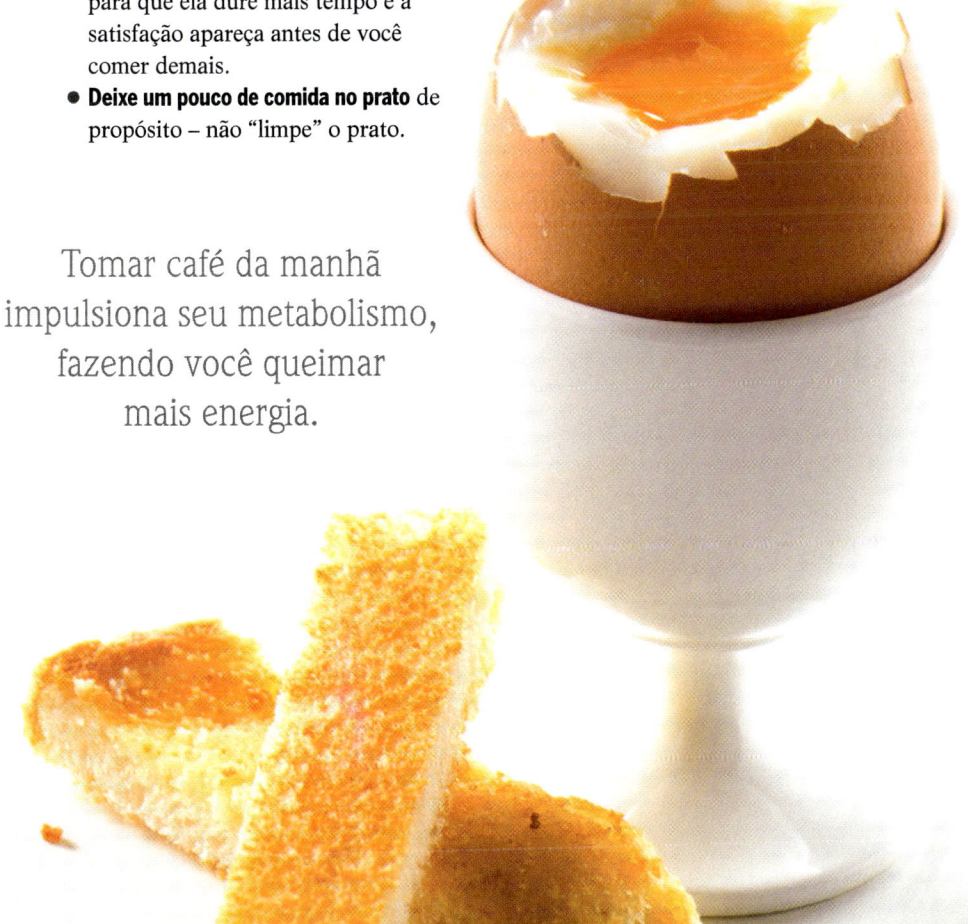

Tomar café da manhã impulsiona seu metabolismo, fazendo você queimar mais energia.

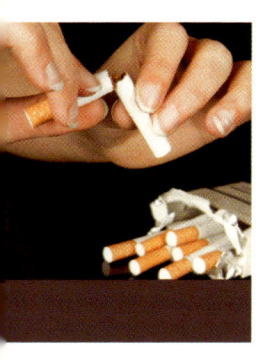

8 PARE DE fumar

O fumo é a maior causa de mortes evitáveis por todo o mundo. Parar quase imediatamente reduz pela metade seu risco de ataque cardíaco ou derrame e, com o tempo, pode reduzir o risco de câncer de pulmão e ataque cardíaco a níveis normais.

Mais de um bilhão de pessoas fumam cigarros em todo o mundo, do qual se estima que cinco milhões morrem a cada ano como resultado direto do hábito. Segundo a Organização Mundial da Saúde, mais de um bilhão de pessoas morrerão de causas relacionadas ao tabaco neste século. Na verdade, a redução da mortalidade em virtude de não fumar é tão grande que só o fato de não fumar pode aumentar sua expectativa de vida em 14 anos.

O que o fumo faz

O cigarro é nocivo porque a queima das folhas de tabaco expõe você a mais de 4.000 substâncias diferentes, das quais ao menos 60 são carcinogênicas e 400 são tóxicas. Essas substâncias causam grandes danos a:

- **Vias aéreas,** aumentando o risco de asma, pneumonia, bronquite crônica e enfisema.
- **Material genético,** levando ao surgimento de vários tipos de câncer.
- **Paredes arteriais,** acelerando o endurecimento e o espessamento das artérias, pressão alta, coagulação anormal do sangue e espasmos arteriais.
- **Função celular pancreática,** aumentando em até cinco vezes a chance de desenvolver diabetes.
- **Função renal,** aumentando o risco de falência dos rins.
- **Vasos sanguíneos dos olhos,** aumentando o risco de perda visual.

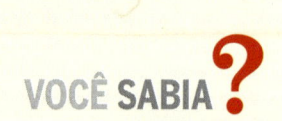

VOCÊ SABIA?

Toda vez que você fuma um cigarro, sua pressão pode subir até 9/8 mmHg. Estima-se que isso seja resultado do estímulo do sistema nervoso simpático induzido pela nicotina, o que causa constrição das artérias. Se você fumar um cigarro e beber café ao mesmo tempo, o aumento é ainda maior – em algumas pessoas, chega a 21/17 mmHg.

NÃO SE ARRISQUE

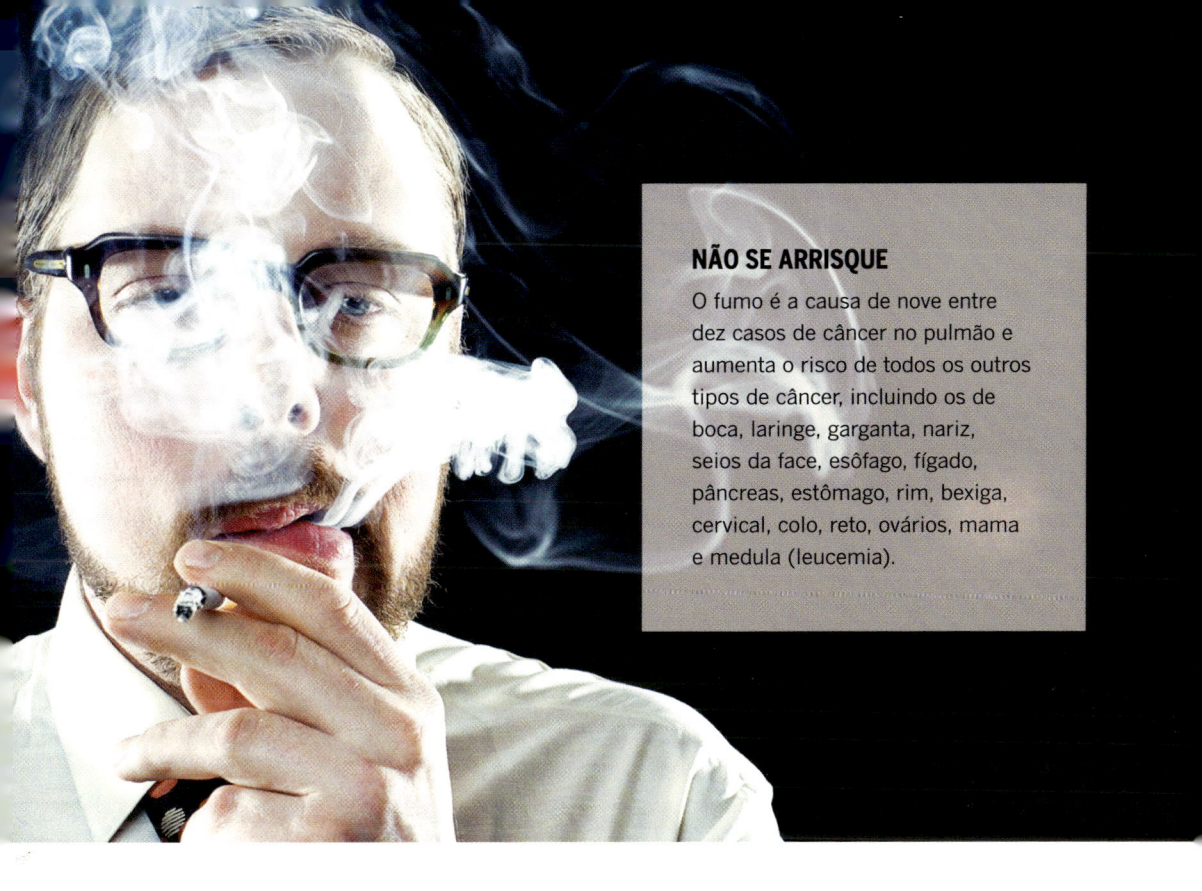

O fumo é a causa de nove entre dez casos de câncer no pulmão e aumenta o risco de todos os outros tipos de câncer, incluindo os de boca, laringe, garganta, nariz, seios da face, esôfago, fígado, pâncreas, estômago, rim, bexiga, cervical, colo, reto, ovários, mama e medula (leucemia).

Ao todo, o fumo aumenta o risco de ataque cardíaco em sete vezes e quadruplica a chance de ocorrer um derrame. Ao reduzir o fluxo sanguíneo para as periferias, também está associado à gangrena e à amputação de membros. Além disso, um em cada dois fumantes morre de câncer relacionado ao fumo.

A maioria dos fumantes desenvolve duas ou mais doenças ligadas ao tabagismo durante a vida, e metade de todas as mortes prematuras associadas ao fumo ocorre durante a meia-idade. Marcas com baixo nível de alcatrão também não são muito seguras, já que ainda contêm outras substâncias nocivas, como benzeno, amônia, acetona, arsênico, cianeto e formaldeído.

Parando

A nicotina liberada da queima do tabaco é altamente viciante. Os sintomas da abstinência, como tensão, agressividade, depressão, insônia e ansiedade, fazem com que parar fique mais difícil. Se você conseguir parar de fumar, no entanto, a viscosidade de seu sangue vai melhorar bastante em 48 horas para reduzir à metade seu risco de ataque cardíaco ou derrame. Em cinco anos, seu risco de desenvolver câncer de pulmão também

Plano para Parar

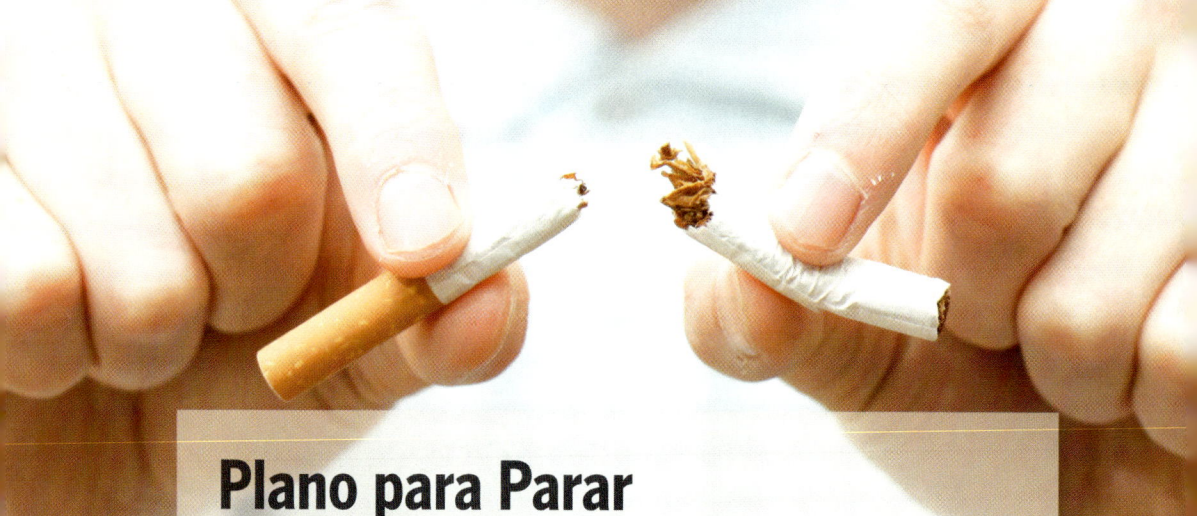

- **Defina o dia em que irá parar** e entre no clima antes. Jogue fora todos os itens relacionados ao fumo, como cigarros, isqueiros, fósforos e cinzeiros.
- **Encontre apoio**, pois é mais fácil parar junto de um amigo ou familiar que também queira parar.
- **Um dia de cada vez.** Pense positivo e se concentre em passar pelo dia de hoje. Manter um calendário marcando cada dia livre do cigarro pode ajudar – não se concentre nas semanas e nos meses que ainda faltam.
- **Mantenha as mãos ocupadas** com uma bola de aliviar o estresse, tente desenhar, montar modelos, crochê, tricô ou realizar consertos pela casa. Essas atividades ajudam a superar o hábito psicológico de levar a mão à boca que dificulta largar o cigarro.
- **Use cigarros artificiais, cenouras ou aipo** se for difícil superar o hábito de levar a mão à boca.
- **Faça exercícios regularmente** para aumentar sua produção de endorfinas opiáceas no cérebro e ajudar a reduzir os sintomas da abstinência.
- **Recompense-se** ao final do primeiro dia, semana, mês e assim por diante. Economizar o dinheiro que iria para o cigarro pode pagar uma viagem em apenas seis meses.
- **Evite situações em que você costumava fumar.** Aprenda a dizer "Não, obrigado, parei de fumar" ou "Não, obrigado, estou reduzindo".

cairá à metade e, em dez anos, voltará aos níveis normais. Após 15 anos, seu risco de ataque cardíaco também terá sido reduzido aos níveis dos não fumantes. Por isso, quem para de fumar na meia-idade tem boas chances de evitar uma morte prematura ligada ao tabagismo. Parar também protege as pessoas à sua volta dos efeitos nocivos do fumo passivo.

A maior parte das pessoas consegue se livrar do cigarro em três meses, e aqueles que fazem um Plano para Parar (*veja* página oposta) têm duas vezes mais chances de conseguir que aqueles que simplesmente param no impulso.

TERAPIA DE REPOSIÇÃO DE NICOTINA

A dependência física causada pela nicotina costuma desaparecer em sete dias, mas a "necessidade" psicológica dura mais. Obter apenas nicotina é significativamente menos prejudicial que inalar a substância associada às outras 4.000 presentes na fumaça do tabaco, então a Terapia de Reposição de Nicotina (TRN) é uma forma eficaz de ajudar no controle da dependência e no abandono do fumo. A taxa de sucesso com a TRN é de duas a três vezes maior que a dos que tentam parar sem ela. Cigarros eletrônicos fornecem nicotina de forma familiar e podem ajudar os fumantes a parar.

CUIDADO!

Os receptores de nicotina pelo corpo podem causar efeitos colaterais, como dor de cabeça, tontura, palpitações, náusea, dor abdominal, diarreia e fraqueza, entre outros. A dose letal mínima de nicotina para um homem sem resistência é estimada em cerca de 40 mg, então não é uma droga a ser usada sem moderação; fumar durante o uso de produtos de TRN pode levar a uma overdose de nicotina.

Não caia na tentação de usar a TRN enquanto ainda está fumando e, se usar a reposição de nicotina, monitore sua pressão sanguínea com atenção. Se estiver inseguro sobre como usar a TRN, peça orientação ao seu médico.

OUTROS MÉTODOS ÚTEIS

Outras opções também podem ser úteis:

• **Hipnoterapia** pode ajudar uma em cada três pessoas, apesar de nem todos serem suscetíveis à sugestão hipnótica.

• **Medicamentos antidepressivos** como a bupropiona ou a nortriptilina podem ser receitados para ajudar a se livrar do cigarro. Sua eficácia parece ser próxima à da TRN.

Não é tarde demais: parar de fumar na meia-idade pode reduzir os riscos à sua saúde para os níveis normais.

9 SEJA MAIS sociável

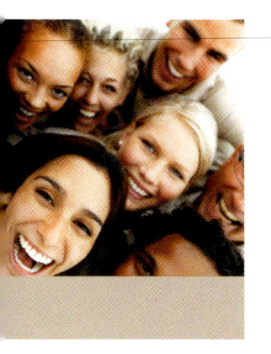

Amigos são bons para você! De acordo com psicólogos, nossos relacionamentos são vitais para a manutenção de uma boa saúde. Na verdade, não nos sentirmos conectados é tão ruim para nós quanto a obesidade e o fumo.

Os humanos têm uma necessidade inata de se sentir conectado; parece que nossos amigos realmente têm um efeito benéfico sobre nossa saúde:

- O contato social próximo ajuda a reduzir a pressão sanguínea e o risco total de doenças cardíacas.
- Mulheres sem uma rede de apoio social e emocional forte têm nove vezes mais chances de desenvolver um tumor maligno na mama.
- A solidão e o isolamento social são grandes fatores de risco para males emocionais que vão da depressão e da ansiedade até Alzheimer e também podem causar problemas no sono.

Amigos para a vida toda

Uma ampla análise de dados de 148 estudos com mais de 300 mil homens e mulheres descobriu que aqueles com poucas conexões sociais tinham uma propensão 50% maior a morrer durante o período de acompanhamento de sete anos e meio que aqueles com bons laços sociais. O aumento na longevidade era similar à diferença na mortalidade entre fumantes e não fumantes e maior que a registrada para diversos outros fatores, como a falta de exercícios e a obesidade. E não parecem fazer diferença nem o sexo nem a idade dos amigos.

É interessante, no entanto, notar que os amigos parecem ser mais importantes até que os parentes próximos. Um estudo de dez anos com 1.500 pessoas de 70 anos ou mais descobriu que uma rede de bons amigos tinha mais chances de aumentar a longevidade nas pessoas mais velhas que relações familiares próximas. Enquanto o contato próximo com crianças e outros parentes tinha pouco efeito sobre a longevidade, aqueles com vários bons amigos viviam, em média, 22% mais que aqueles com poucos amigos. Essa é a diferença entre viver até os 100 anos ou morrer aos 78. Surpreendentemente, esses benefícios persistiam apesar de outros eventos importantes na vida, como a morte de um cônjuge ou de outro familiar próximo. É claro que isso não significa que os familiares não sejam importantes para as pessoas mais velhas – apenas que eles não parecem influenciar a sobrevivência.

Por que os amigos contam

Ninguém sabe ao certo por que os amigos são tão importantes, já que as pessoas solitárias não parecem estar suscetíveis a nenhuma doença em particular. De modo geral, acredita-se que as pessoas sozinhas sejam mais propensas a depender de mecanismos pouco saudáveis para lidar com situações adversas, como fumar, beber em excesso e comer demais. Elas também são menos motivadas a se exercitar por conta própria e mais suscetíveis ao estresse, uma vez que não têm com quem confidenciar nos momentos difíceis. O estresse aumenta a pressão sanguínea e a frequência cardíaca, reduz a imunidade e leva à fadiga, além de acelerar o processo de envelhecimento.

Em contraponto a isso, amigos próximos podem encorajar pessoas mais velhas a se cuidarem mais, a evitarem fumar e beber e a buscarem ajuda médica mais cedo, logo que os problemas de saúde aparecem. Mas é provável que familiares zelosos façam o mesmo, então é obviamente mais complicado que isso.

VOCÊ SABIA?

Conversar com alguém por apenas 10 minutos por dia ajuda a melhorar sua memória e o desempenho mental. Socializar é tão eficaz para melhorar a mente quanto tarefas intelectuais, como exercícios de leitura e compreensão e fazer palavras cruzadas.

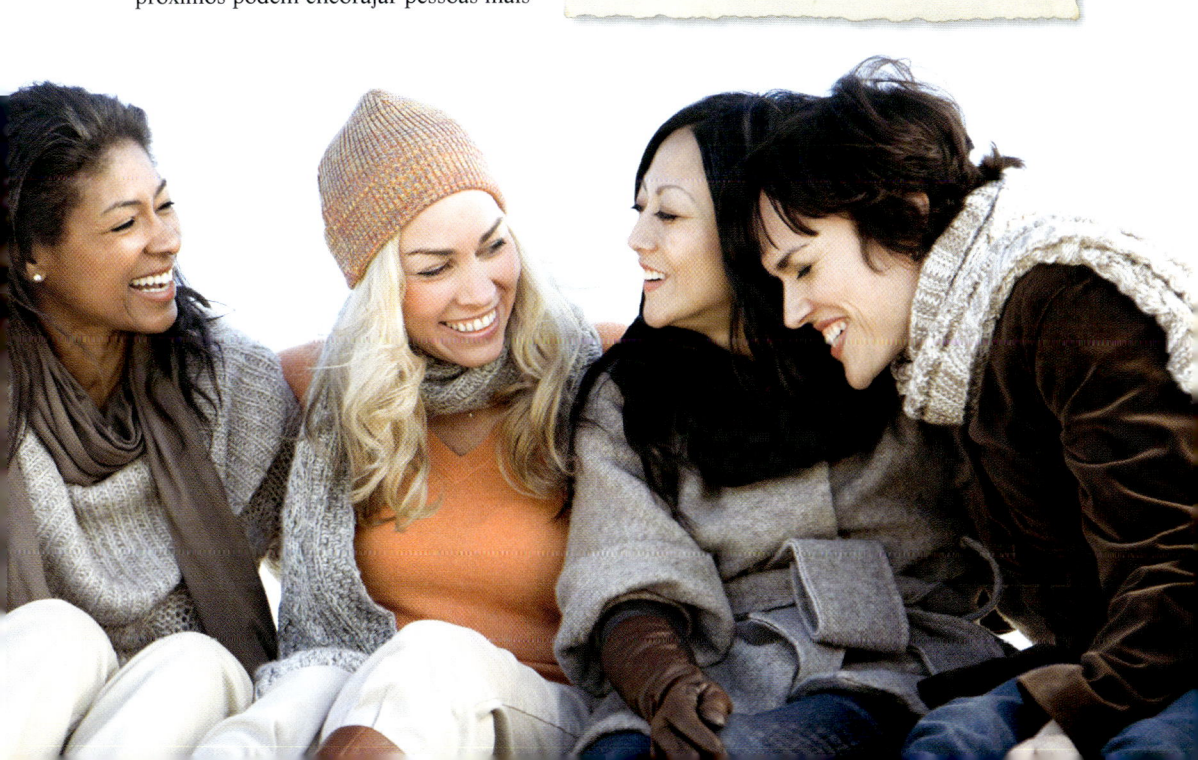

Ter um animal de estimação é bom para sua saúde e também pode abrir novas oportunidades sociais.

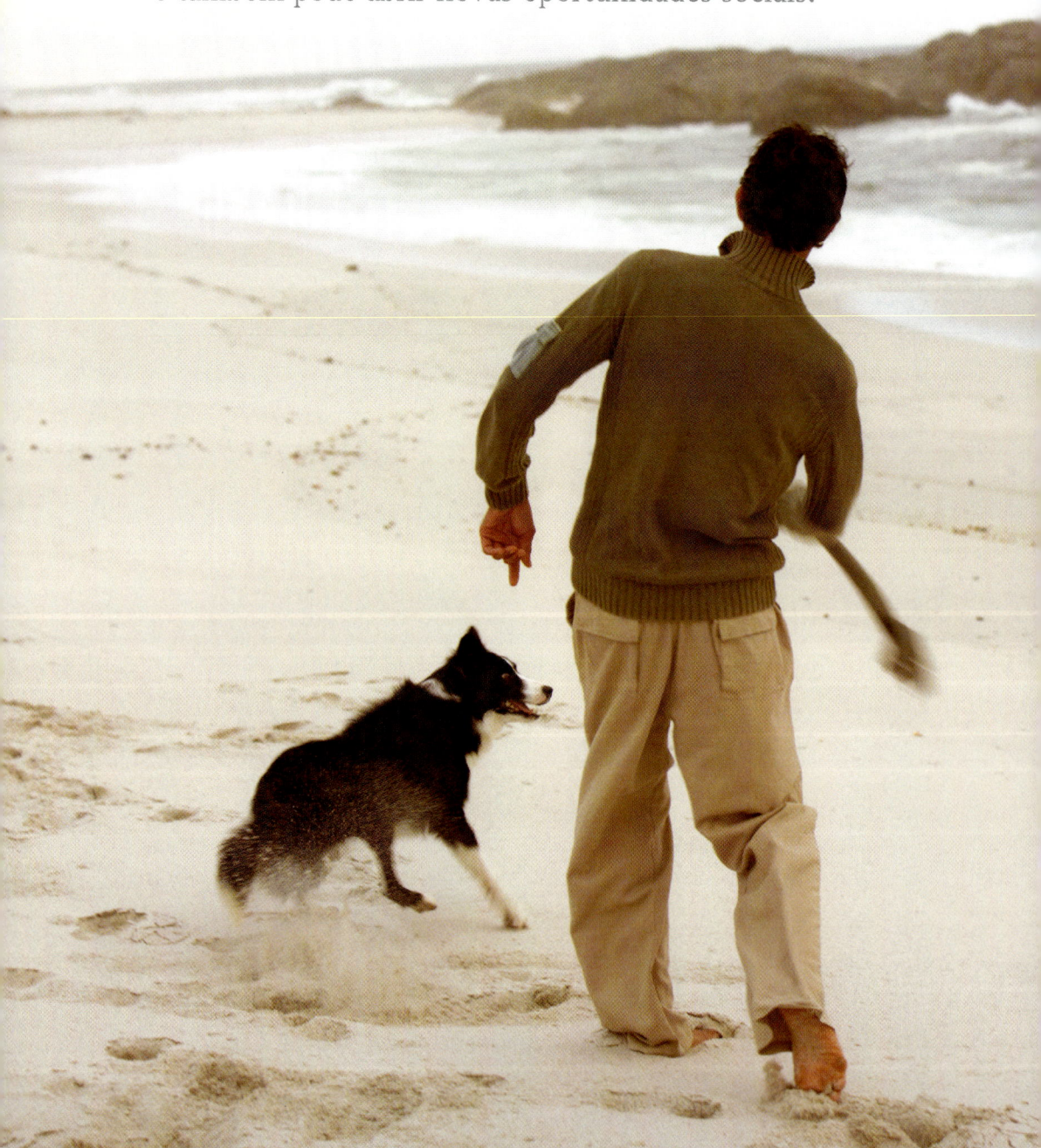

APOIO SOCIAL

Estudos sugerem que, em uma situação de estresse, sua pressão sanguínea e a frequência cardíaca aumentam menos quando alguém próximo está ao seu lado. Imagens do cérebro também mostram um padrão diferente de atividade neurológica quando você não está só em momentos estressantes. Além disso, quanto mais ligações sociais as pessoas têm, menores são as chances de desenvolver os sintomas quando são expostas aos vírus do resfriado, já que o contato frequente com outras pessoas ajuda a melhorar a imunidade.

A ligação entre a longevidade e os amigos vem até de elementos de autoestima e vontade de viver. Qualquer que seja o motivo, não ignore seus amigos e cultive ativamente novas amizades no futuro.

A sensação de proximidade a outros é tão importante para sua saúde quanto comer cinco vezes por dia ou ir para a academia, então procure priorizar o tempo com as pessoas mais próximas e mais queridas. Se você se sentir só, faça o possível para sair e encontrar novas pessoas com interesses semelhantes aos seus. Explore novos hobbies ou entre em um curso noturno para aumentar suas habilidades. Ou procure oportunidades de voluntariado junto a obras de caridade locais e projetos comunitários; é uma ótima maneira de conhecer outras pessoas e sentir que está fazendo a diferença.

O poder dos animais

Ter um animal de estimação é muito benéfico para quem vive só, além de ser bom para a saúde de forma geral. Acariciar um animal libera ocitocina, o hormônio do bem-estar. Também lhe dá um propósito, então, não importa como você se sinta, você ainda tem que se levantar para alimentá-lo e, se for um cão, levá-lo para passear. Isso abre novas oportunidades sociais, uma vez que pessoas com cães tendem a iniciar conversas umas com as outras, ajudando você a se relacionar.

De acordo com a Tabela Canina para a saúde humana, feita pela Dogs Trust, o maior fundo de caridade canina do Reino Unido:

- Donos de cães vão menos ao médico.
- Ter um cão pode ajudar a reduzir a pressão sanguínea, o estresse e a ansiedade.
- Donos que passeiam com seus cães são mais saudáveis que pessoas que não têm cães.
- Os cães podem ajudar no desenvolvimento de crianças com autismo e de crianças com dificuldades de aprendizado.
- Ter um cão pode melhorar seu sistema imunológico.
- Donos de cães tendem a se recuperar mais rapidamente de ataques cardíacos.
- Cães podem ajudar a evitar a depressão.
- Cães treinados podem detectar diversos males de saúde – como ataques epilépticos, tumores cancerígenos e hipoglicemia.

VIVA FELIZ

Pessoas felizes vivem mais que as deprimidas. Cientistas descobriram que perguntar a si mesmo, todos os dias, o quanto você está feliz em uma escala de 1 a 10 produz efeitos válidos. Se o valor for menor que 5, se dê uma recompensa para aumentar seu nível de felicidade.

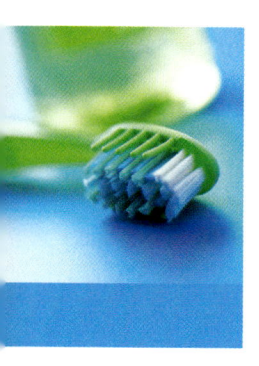

10 USE fio dental

Estima-se que o uso diário de fio dental adicione mais de seis anos à sua vida. Por quê? Porque ele reduz a incidência de doenças da gengiva, que há pouco foram identificadas como um fator de risco para doenças coronarianas e outros males.

A taxa de mortalidade para pessoas com gengivas inflamadas (gengivite, periodontite) é até 46% mais alta que a das pessoas com bocas saudáveis. Gengivas inflamadas possibilitam a entrada de bactérias da boca na circulação, especialmente se elas sangram durante a escovação. Até recentemente, a ligação entre doenças na gengiva e no coração se baseava em observações de que as chances de quem tinha doenças na gengiva desenvolver doenças coronarianas dobravam e as de ter um derrame triplicavam. Quem tem os níveis mais altos de bactérias periodontais (nos bolsos de gengiva ao redor dos dentes) também tem um risco maior de ter bloqueios nas artérias carótidas do pescoço e, nos homens, ter disfunção erétil. Algumas evidências sugerem que substâncias inflamatórias que entram na circulação por meio de gengivas inflamadas podem piorar a resistência à insulina e o controle da glicose, aumentando o risco de diabetes tipo 2.

Placa arterial e doenças da gengiva

À medida que você envelhece, as paredes de suas artérias acumulam naturalmente uma aglomeração de material gorduroso chamada placa. Ela fica mais espessa, pode acumular cálcio e pode finalmente causar um endurecimento e espessamento das paredes arteriais, em um processo chamado arteriosclerose.

Vários fatores contribuem para a progressão dos depósitos de gordura nas paredes das artérias, tornando-os maiores. Isso inclui todos os "vilões" conhecidos, como histórico familiar, tabagismo, obesidade, falta de exercícios, dieta pouco saudável e rica em gordura, falta de antioxidantes na alimentação, pressão alta, níveis

---

COMBATA A GORDURA COM FIO DENTAL

Estrias gordurosas estão presentes nas artérias de 20% das crianças com idades entre 2 e 15 anos, 60% dos adultos jovens de 26 anos e 70% nos de 40. Aos 50 anos e além, elas são praticamente universais. Então, quanto antes você começar a passar o fio dental, melhor!

altos de colesterol e de triglicérides e controle ruim do nível de glicose. Esses fatores clássicos de risco, no entanto, só explicam cerca de metade das características observadas nas doenças cardiovasculares, e as doenças da gengiva se juntaram à lista de suspeitos.

BACTÉRIAS DA BOCA

Pesquisadores da University of Florida encontraram, recentemente, bactérias da boca vivas, dentro de placas que entupiam artérias, para provar essa ligação. As bactérias encontradas incluem a *Porphyromonas gingivalis* e a *Actinobacillus actinomycetemcomitans*, que são as maiores causadoras de males periodontais e da perda de dentes em adultos, além de espécies de *Veillonella*, *Chryseomonas* e *Streptococcus*. Quem tinha os níveis mais altos dessas bactérias na boca também apresentava um nível alto correspondente na placa arterial. O nível de leucócitos encontrados na placa também está relacionado à quantidade de bactérias presentes. Isso sugere que, em alguns casos, a doença cardíaca pode ser classificada como infecciosa, com o dano às artérias tendo resultado da resposta imunológica que seu corpo monta contra as bactérias detectadas dentro das paredes das artérias.

Por um fio

Sua longevidade pode estar por um proverbial fio – dental! Usá-lo regularmente alcança as partes dos dentes que a escova não limpa, para remover partículas de comida em decomposição e bactérias da boca.

Uma gama de produtos está disponível, incluindo:

- **Fio dental comum:** as variedades são fino, expansível, macio, texturizado, com cera, com sabor.
- **Flosser:** pedaços curtos de fio dental pré-montados em um cabo descartável.
- **Floss picks:** parecidos com os flossers, causam menos danos que os palitos de dente e facilitam o acesso a áreas mais difíceis.
- **Escovas interdentais:** itens parecidos com escovas (disponíveis em diferentes tamanhos) que entram no espaço entre os dentes sem forçar.
- **Passa-fio:** facilita a passagem do fio dental por áreas obstruídas (para ser usado em pontes, aparelhos, coroas e implantes).
- **Jatos de água:** uma alternativa mais rápida ao uso do fio e, além de ser mais fácil de usar, é duas vezes mais eficaz que o fio dental na redução do sangramento das gengivas e na melhora da saúde bucal. Segundo os fabricantes, eles removem 99,9% da placa.

VOCÊ SABIA?

Duas vezes mais mulheres usam fio dental em comparação com os homens, de acordo com pesquisas (41% contra 20%). Mas isso ainda significa que não estamos usando o bastante! Cultive o hábito – ele pode prolongar sua vida.

Os antibióticos podem prevenir doenças cardíacas?

Novas pesquisas levantam a intrigante possibilidade de o tratamento com antibióticos poder proteger contra doenças coronarianas – em parte, matando as bactérias da boca presentes na placa e em parte protegendo contra uma infecção respiratória comum, causada pela *Chlamydia pneumoniae*, que também é associada a ataques cardíacos. Pessoas com altos níveis de anticorpos contra a *Chlamydia pneumoniae* têm mais que o dobro de risco de um ataque cardíaco. Em fumantes, o risco quase dobra de novo, mesmo quando outros fatores de risco, como histórico familiar, pressão alta, níveis altos de colesterol e diabetes, são levados em conta. Estudos sugerem que entre 50 e 60% dos pacientes que sofrem ataques cardíacos têm níveis altos de antibióticos contra a *C. pneumoniae*, comparados a apenas 7 a 12% dos adultos saudáveis. Infelizmente, essas bactérias da boca e do sistema respiratório estão em toda parte. A maioria das pessoas vai passar por uma infecção por *Chlamydia pneumoniae* na vida. Sete em cada dez pessoas não apresentam sintomas, enquanto as demais sofrem problemas relativamente leves, como garganta inflamada, tosse, sinusite ou laringite. Naqueles que são particularmente suscetíveis, ela pode causar doenças pulmonares mais sérias, como a pneumonia ou a bronquite.

Se o seu sistema imunológico conseguir se livrar dessas infecções, não há problema no longo prazo. Infelizmente, as bactérias do gênero *Chlamydia* têm uma tendência desagradável de continuar no corpo, causando infecções crônicas (prolongadas) e também foram identificadas em placas arteriais.

CONTINUE PASSANDO O FIO

Se essa relação das bactérias com as doenças cardíacas for comprovada, levanta-se a interessante possibilidade de que um uso prolongado e direcionado de antibióticos possa prevenir um futuro ataque cardíaco em um número significativo de pessoas. Testes usando antibióticos comuns, no entanto, não vêm apresentando bons resultados, já que as bactérias estão escondidas dentro das placas gordurosas, nas quais os antibióticos não conseguem penetrar. Então, por enquanto, usar o fio dental continua sendo a melhor proteção.

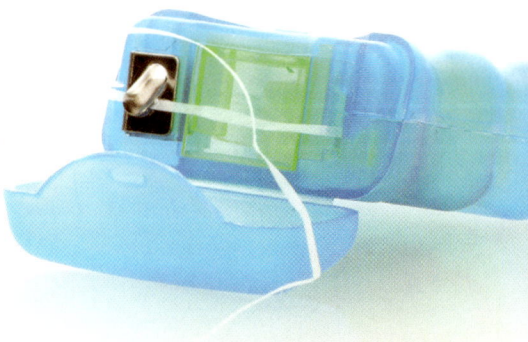

O uso regular do fio dental pode até ajudar a prevenir doenças cardíacas.

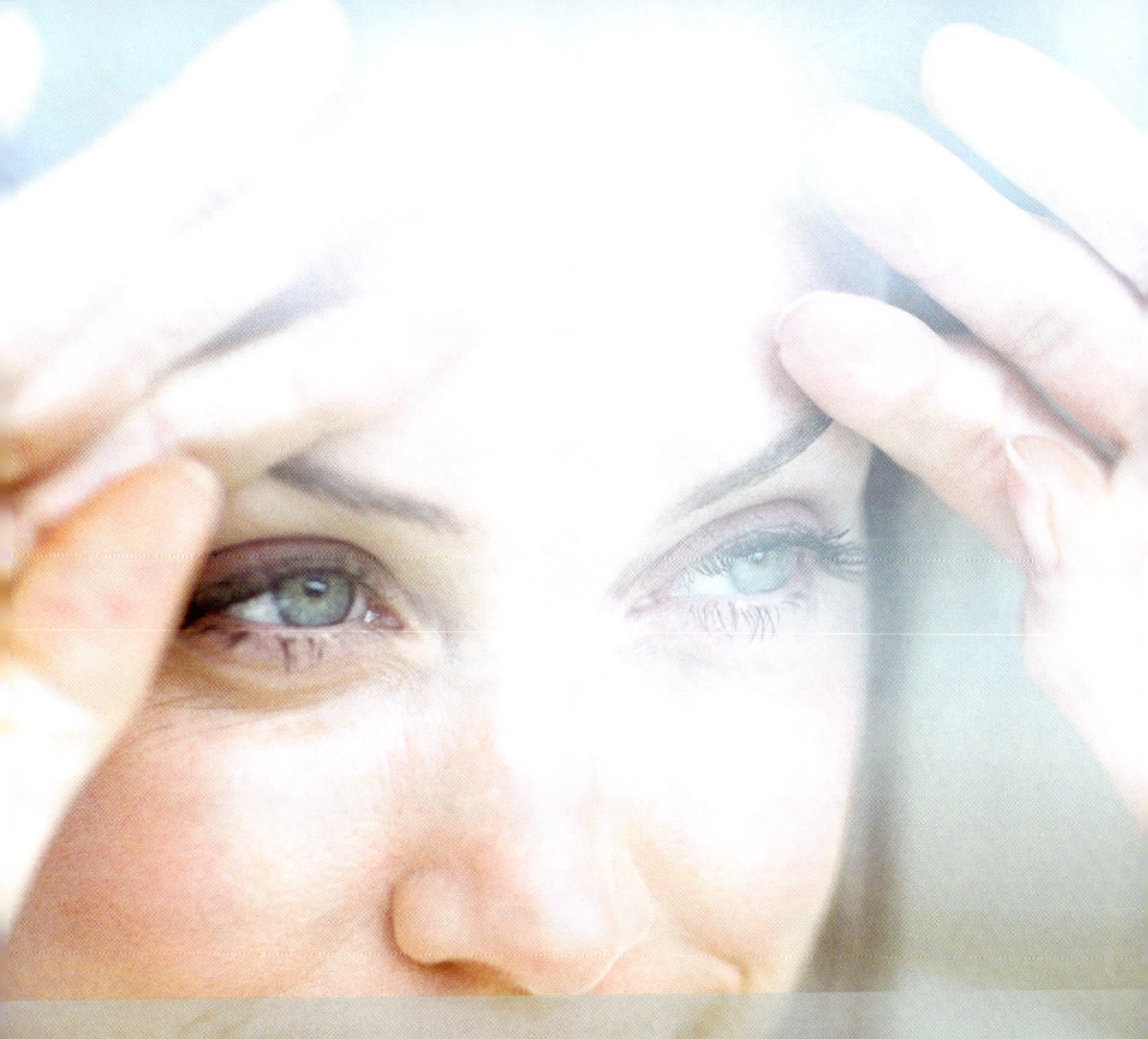

PARTE 2 conheça **SEU CORPO**

Veja como partes e funções específicas do corpo envelhecem e o que você pode fazer para minimizar os efeitos.

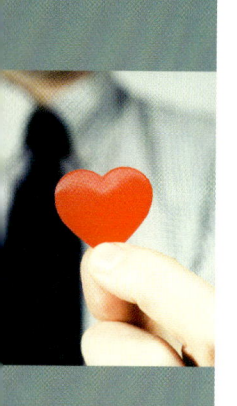

Coração

Seu coração se contrai e relaxa cerca de 70 vezes por minuto, 100.800 vezes por dia e mais de 2,76 bilhões de vezes durante uma vida média para manter o sangue fluindo pelo corpo. Se você cuidar bem dele, ele pode bater por bem mais tempo!

PROBLEMAS COMUNS

Como os músculos do coração se contraem regularmente, ele precisa de um suprimento imediato de oxigênio, glicose e outros nutrientes. Se esse suprimento falhar, em virtude de artérias estreitas ou bloqueadas, você sentirá uma dor no músculo do coração chamada angina. Se o fluxo sanguíneo para o coração for comprometido de maneira mais severa por isso – por um coágulo sanguíneo ou espasmo arterial, por exemplo –, um ataque cardíaco acontece, já que células do coração morrem.

Outros problemas relacionados à idade incluem falência do coração, quando o músculo danificado já não bombeia corretamente o sangue, e doença valvular, em que as válvulas do coração não conseguem se abrir corretamente (estenose) ou não conseguem se fechar corretamente (incompetência), ou ambos. A doença valvular afeta o fluxo sanguíneo de tal modo que o excesso de fluido se acumula nos tornozelos (causando inchaço), nos pulmões (causando falta de ar) ou em ambos.

Cuidando do seu coração

Não prestar atenção à dieta e ao estilo de vida pode levar seu coração a parar de funcionar prematuramente. A maior parte dos problemas cardíacos está associada a uma alimentação nada saudável, contendo muita comida processada, carboidratos refinados em excesso (especialmente açúcar e farinha branca) e uma quantidade insuficiente de grãos, frutas e vegetais. Concentre-se em obter comidas integrais e gorduras benéficas, como peixe, azeite, óleos de nozes e canola, e reduza o consumo de alimentos processados, como frituras, bolos e biscoitos. Coma, pelo menos, cinco porções diárias de frutas e vegetais e cultive o "amor" – se ainda não o tiver – à humilde e cheia de antioxidantes xícara de chá.

Alerta **MÉDICO!**

Dor ou desconforto no peito devem sempre ser levados a sério, e um médico deve ser procurado sem demora. Mastigar uma aspirina pode salvar sua vida no caso de ataque cardíaco, já que ajuda a quebrar coágulos recém-formados.

> **VOCÊ SABIA?**
> Os pequenos vasos sanguíneos que transportam o sangue até os músculos do coração têm 1/30 do diâmetro do fio de cabelo humano, mas são as artérias maiores que levam o sangue para o coração que são bloqueadas pelo acúmulo de gordura chamado ateroma.

Outras medidas que você pode tomar para reduzir o risco de doenças cardíacas são:
- **Não fumar** – fumantes têm cinco vezes mais chances de sofrer um ataque cardíaco entre os 30 e os 50 anos que os não fumantes, e três vezes mais de terem um ataque em qualquer momento da vida.
- **Perder o excesso de peso,** especialmente a gordura abdominal que tende a se acumular nas mulheres na menopausa.
- **Fazer exercícios regulares** por, pelo menos 30 minutos, na maioria dos dias.
- **Limitar o consumo de álcool** para permanecer dentro dos limites seguros.
- **Reduzir o consumo de sal** – não adicione sal durante o preparo dos alimentos nem na mesa e compare os rótulos para selecionar os produtos que contenham menos sal/cloreto de sódio.
- **Evite o estresse excessivo,** que aumenta sua pressão sanguínea em uma quantidade equivalente a carregar 20 kg extras ou ainda mais 20 em pessoas de mais idade.

Suplementos antienvelhecimento

Os óleos de peixe *têm efeito anticoagulante, reduzindo a pressão e os ritmos de pulsação cardíaca anormais; se você tiver alguma doença cardíaca, eles podem reduzir seu risco de ter um ataque cardíaco fatal em um terço.*

As pílulas de alho *melhoram a elasticidade das artérias e o fluxo sanguíneo.*

Ácido fólico, vitamina B12 e vitamina B6 *ajudam a reduzir os níveis de homocisteína, um aminoácido que pode acelerar a constrição das artérias.*

Os esteróis vegetais *reduzem eficazmente níveis elevados de colesterol.*

A coenzima Q10 *para produção de energia nas células musculares do coração (especialmente importante para quem toma estatina para reduzir o colesterol, pois diminui os efeitos colaterais como dor muscular e fadiga).*

As isoflavonas *ajudam a aumentar o nível de estrogênio em mulheres na menopausa e têm um efeito protetor sobre a elasticidade das artérias.*

- **Medir sua pressão sanguínea** e seus níveis de colesterol para ficar atento a possíveis mudanças.
- **Manter controle sobre os fatores de risco** para doenças cardíacas, como pressão alta, diabetes e colesterol alto (por meio de dieta, estilo de vida e qualquer medicação receitada que seja necessária).

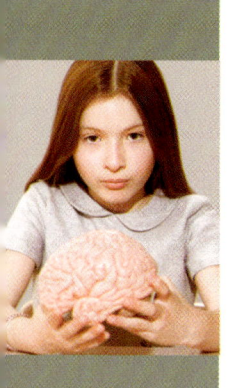

Cérebro

Sua memória é um arquivo pessoal de informações, mas, à medida que envelhecemos, fica mais difícil armazenar e recuperar dados. Não é vergonha se apoiar em notas para ajudar você a se lembrar, mas há meios de melhorar sua capacidade de lembrança e dar uma mãozinha ao cérebro...

O cérebro contém mais de 100 bilhões de neurônios, encontrados na camada mais externa e de aspecto dobrado, a massa cinzenta. Eles recebem e interpretam informações sensoriais, coordenam a contração muscular e realizam todos os processos envolvidos no pensamento, na fala, na escrita, no canto, no cálculo, na criação, no planejamento e na organização.

Cedo ou tarde, porém, a maioria de nós vai começar a passar por lapsos de memória, quando não conseguimos lembrar o nome de alguém, por exemplo, ou o que íamos fazer quando saímos do quarto. A boa notícia é que você pode fazer algo a respeito. Na verdade, estima-se que a demência possa ser reduzida até a metade por meio de mudanças simples na alimentação e no estilo de vida.

Cuidando do seu cérebro

- **Faça exercícios regularmente** para aumentar o fluxo de sangue para o cérebro, fornecendo oxigênio e nutrientes. Em um estudo, quem andava, em média, um quilômetro e meio por dia teve um encolhimento menor da massa cinzenta em um período de nove anos, na comparação com os sedentários, e tinha metade das chances de experimentar confusão mental.
- **Evite fumar** – se você fuma, pare. O tabagismo causa espasmos nos vasos sanguíneos e acelera o endurecimento e o espessamento das artérias, reduzindo o fluxo de sangue para o cérebro.
- **Coma mais frutas e vegetais** – eles contêm vitaminas, minerais, polifenóis antioxidantes e outras substâncias que ajudam a reduzir a pressão sanguínea. Pessoas com pressão mais baixa durante a meia-idade têm de quatro a cinco vezes menos chances de desenvolver demência em virtude dos danos às artérias associados à hipertensão. Se sua pressão estiver alta,

---

Alerta **MÉDICO!**

Se a perda de memória for acompanhada de confusão, falta de concentração ou mudança de comportamento ou personalidade, é importante buscar orientação médica.

> **VOCÊ SABIA?**
>
> Pessoas que meditam regularmente têm mais massa cinzenta em algumas partes do cérebro que as que não praticam meditação. Além disso, as conexões feitas pela massa branca entre as células dessas regiões são mais fortes, e o cérebro demonstra um encolhimento menor ligado à idade. Como resultado, os sinais elétricos são processados mais rapidamente por todo o cérebro.

Suplementos antienvelhecimento

Ácido fólico e vitamina B12 *reduzem os níveis de homocisteína – um aminoácido que pode acelerar o estreitamento das artérias, piorando a perda de memória.*

A vitamina D *está envolvida diretamente no aprendizado, memória e humor, e pode proteger contra a demência.*

O ginkgo biloba *melhora o fluxo sanguíneo para o cérebro e pode proteger a memória de curto prazo.*

Os óleos de peixe ômega-3 *têm efeito anticoagulante, melhorando o fluxo sanguíneo e protegem contra a depressão.*

A fosfatidilserina *melhora a síntese de substâncias no cérebro e ajuda a melhorar a função cognitiva, incluindo aprendizado, memória, reconhecimento e concentração.*

As isoflavonas *ajudam a melhorar a memória em mulheres mais velhas.*

Extrato de casca de pinheiro *melhora a circulação sanguínea para o cérebro, a memória e a capacidade de pensar direito.*

use remédios para controlá-la (fale com seu médico).

- **Coma mais peixe,** especialmente peixes oleosos, pois os óleos ômega-3 que eles possuem têm papéis estruturais e funcionais importantes no cérebro. Quem come peixe ou frutos do mar pelo menos uma vez por semana tem menos riscos de desenvolver demência e depressão. Os óleos de peixe também protegem contra derrames.
- **Evite o excesso de álcool,** pois isso atrapalha alguns aspectos das memórias auditiva e visual e sua capacidade de se lembrar de sequências de palavras.
- **Tenha uma boa noite de sono** – alguns tipos de memória espacial (encontrar um caminho, por exemplo) só são sedimentados se o aprendizado for seguido por um período de sono. Quem reclama de dormir mal parece ter um risco maior de demência.
- **Aprenda uma nova habilidade** – no caso do poder do cérebro, a palavra de ordem é "usar ou perder"! Mantenha sua mente ativa para aumentar as ligações entre as células cerebrais e reduzir a atrofia das que não são usadas. Resolva palavras cruzadas ou sudoku, ou tente outros tipos de desafio intelectual.
- **Evite ganhar peso na meia-idade** – ficar obeso, sobretudo na meia-idade, dobra seu risco de demência, especialmente se você tiver tendência a armazenar o excesso de peso em torno da cintura.

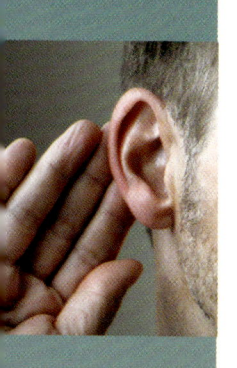

Audição

A perda de audição se torna cada vez mais comum com a idade e pode ter várias causas, conforme a parte da orelha que é afetada. Fatores alimentares podem ajudar.

Suas orelhas são divididas em três partes – externa, média e interna. A orelha externa coleta as vibrações sonoras e as canaliza pelo canal auditório até a membrana conhecida como tímpano. O movimento dessa membrana desencadeia uma sequência de movimentos em três pequenos ossos dentro da orelha média. Esses ossos articulados, chamados ossículos, amplificam as vibrações e as transferem para a orelha interna, na qual elas estimulam células ciliadas, sendo que cada uma delas responde melhor a uma frequência. Essas células enviam sinais elétricos para o cérebro, no qual eles são interpretados como sons.

FATOS RÁPIDOS
- Os humanos conseguem, normalmente, distinguir mais de 400 mil sons diferentes.
- Um adulto jovem consegue ouvir sons entre 20 e 20.000 Hz.
- Em uma pessoa mais velha, essa faixa cai para cerca de 50 a 8.000 Hz.

OUVINDO MAL?
Vários problemas relacionados à idade podem reduzir a audição:

A cera pode se acumular para bloquear a transmissão do som. Apesar de ela sair naturalmente do canal auditivo, sua produção tende a aumentar com a idade.

A presbiacusia é uma perda auditiva relacionada à idade, causada pela deterioração das células ciliadas da orelha interna. Ela afeta uma em cada duas pessoas com mais de 75 anos de idade e tende a se desenvolver lentamente, reduzindo sua capacidade de ouvir sons de alta frequência, como "s", "sh" e "th", além de vozes femininas.

A otosclerose é outra causa de perda auditiva associada à idade, em que os ossículos da orelha média não conseguem passar as ondas sonoras adequadamente para a orelha interna.

Cuidando das suas orelhas
- **Tente manter as orelhas secas** se tiver tendência a acumular cera. Ela absorve água e incha, piorando os sintomas. A cera semirrígida pode ser

removida pingando óleos específicos à noite. Tampe as orelhas com algodão para evitar manchar a fronha do travesseiro. Produtos efervescentes podem ajudar a remover a cera mais resistente (peça orientação ao seu farmacêutico). A remoção da cera com uma seringa de água pode ser feita por um profissional da saúde.

- **Aumente seu consumo de vegetais ricos em carotenoides** (folhas verdes e vegetais laranja, como a batata-doce). Pessoas com o consumo mais alto deles, além de alimentos ricos em vitamina E, como amêndoas, parecem ter um risco baixo de sofrer perda auditiva moderada ou mais alta se comparadas às que têm os consumos mais baixos desses nutrientes.

Suplementos antienvelhecimento

Antioxidantes *como as vitaminas C e E podem ajudar a preservar as células ciliadas na orelha interna.*
Óleos de peixe ômega-3 *podem ser benéficos para quem come pouco peixe oleoso.*
Extratos de ginkgo biloba *podem ajudar a reduzir o zumbido nas orelhas.*

- **Coma duas porções por semana de peixes oleosos,** como salmão, e você terá bem menos chances de ter perdas auditivas que quem come pouco peixe.
- **Visite um especialista em audição** se a sua estiver ficando prejudicada – peça que seu médico recomende um. Os aparelhos auditivos modernos são pequenos e sofisticados, ajudando a filtrar ou aumentar níveis sonoros diferentes para melhorar a clareza da audição. Muitas óticas oferecem hoje aparelhos auditivos além de óculos.

CUIDADO!
Nunca tente limpar sua orelha usando um objeto como uma haste flexível com ponta de algodão. Isso vai empurrar a cera mais para dentro, pode machucar o tímpano e até deslocar os ossículos da orelha média, causando surdez permanente.

Dentes e gengivas

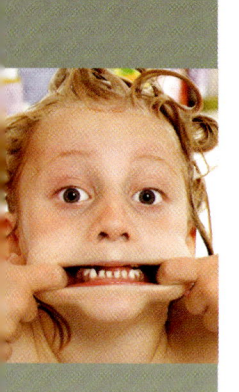

Dentes e gengivas saudáveis são tão importantes para a juventude que a expressão inglesa "dentes compridos" (*long in the tooth*) se refere à idade mais avançada. Mas muitas pessoas na flor da juventude também são afetadas, já que o encolhimento da gengiva é um resultado comum de doenças.

FALTA DE SALIVA

A saliva mantém as gengivas saudáveis, limpando a boca e trazendo anticorpos e outras substâncias que reduzem a infecção bacteriana. Ela também contém enzimas que quebram a comida presa entre os dentes e minerais que ajudam a neutralizar os ácidos produzidos pelas bactérias presentes na placa. No entanto, a produção de saliva costuma cair com a idade, e a falta de saliva leva à decomposição e à perda de esmalte dental na raiz dos dentes.

Se sua boca ficar seca, use um spray de saliva artificial e mastigue chiclete ou pastilha sem açúcar, que, além de estimular a salivação, contêm xilitol – um adoçante artificial que protege contra o enfraquecimento dos dentes.

DANOS DE ALIMENTOS ÁCIDOS

O esmalte dos dentes dissolve-se prontamente em contato com substâncias cujo pH (medida de acidez) seja menor que 5,5. Uma vez dissolvido, o esmalte não é reposto, e as partes mais moles e internas do dente logo apodrecem. A acidez de vários alimentos e bebidas comuns é surpreendentemente alta; as substâncias listadas a seguir, por exemplo, podem todas causar danos aos seus dentes com contato prolongado.

COMIDA/BEBIDA	PH
SUCO DE LIMÃO/LIMA	1,8–2,4
CAFÉ PRETO	2,4–3,3
VINAGRE	2,4–3,4
REFRIGERANTES DE COLA	2,7
SUCO DE LARANJA	2,8–4,0
MAÇÃ	2,9–3,5
UVA	3,3–4,5
TOMATE	3,7–4,7
MAIONESE/MOLHO DE SALADA	3,8–4,0
CHÁ-PRETO	4,2

Tente escolher sucos de fruta fortificados com cálcio, que reduz seu potencial erosivo. Se estiver consumindo bebidas ácidas ou efervescentes, beba rapidamente e use um canudo (posicionado em direção ao fundo da boca) para reduzir o tempo de contato entre seus dentes e a bebida.

> **VOCÊ SABIA?**
> Usar fio dental diariamente pode acrescentar mais de seis anos à sua vida. A comida que fica presa inflama sua gengiva, permitindo a entrada de bactérias na circulação, o que pode causar doenças arteriais e aumentar seu risco de doença coronariana e derrame (veja páginas 54 e 55).

RANGER OS DENTES

Uma em cada doze pessoas range os dentes enquanto dorme, e uma em cada cinco cerra a mandíbula quando está acordada. O bruxismo (ranger) enfraquece seus dentes, e a tensão pode causar dor de cabeça e na mandíbula. Você pode ter bruxismo se:
- Seus dentes parecerem gastos, achatados ou lascados.
- Você desenvolver sensibilidade dental crescente ou acordar com dor na mandíbula, aperto nos músculos mandibulares, dor de ouvido, dor de cabeça irritante.
- Você tiver tecido mastigado na parte de dentro das bochechas.

Uma vez que os dentes estão desgastados, o dano é permanente, então a prevenção é fundamental. Seu dentista pode encaixar um protetor plástico mole projetado para evitar danos aos dentes (para parar de ranger, uma proteção mais dura e cara, de acrílico, é necessária). Reduzir o consumo de álcool e cafeína e combater as causas do estresse também pode resolver, bem como técnicas de relaxamento como ioga e meditação.

Suplementos antienvelhecimento

Os suplementos multivitamínicos e minerais *protegem contra a deficiência nutricional e melhoram a saúde das gengivas.*

A coenzima Q10 *pode reduzir a inflamação da gengiva e ajudar a promover seu crescimento.*

O cálcio *melhora os benefícios protetores da saliva e pode reduzir o afinamento do osso da mandíbula (levando à perda dentária).*

A vitamina C *para a produção de colágeno nas gengivas saudáveis.*

A valeriana *pode reduzir o estresse, melhorar o sono e ajudar no bruxismo.*

Cuidando da sua boca

- **Reidrate sua boca regularmente** pingando água e enxágue a boca após beber chá, café, refrigerante, isotônicos e álcool.
- **Enxágue a boca** com água em vez de escovar os dentes imediatamente depois de comer. A abrasão de uma escova após consumir alimentos ou bebidas ácidos pode aumentar a perda de esmalte.
- **Faça check-ups dentários** regulares (peça conselhos sobre como usar produtos com flúor, uma escova macia e pasta de dentes com baixa abrasão; os dentistas também têm mais chances de detectar câncer de boca, cuja incidência está aumentando).
- **Use pastas de dente que contenham antiácidos,** como bicarbonato de sódio ou hexametafosfato de sódio – um ingrediente embranquecedor que deixa uma camada protetora sobre o dente.

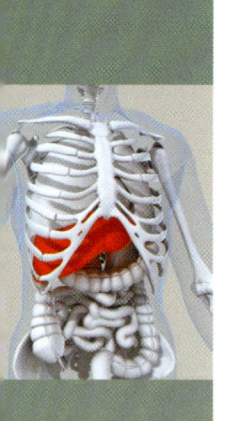

Fígado

Um fígado saudável é um pré-requisito para uma vida longa e saudável, mas muitas pessoas nem se preocupam com ele. Ter uma alimentação e um estilo de vida saudáveis é a melhor maneira de protegê-lo.

Seu fígado fica na porção superior direita do seu abdômen, imediatamente abaixo do diafragma, e se estende de um lado a outro acima do estômago e do pâncreas. É um dos órgãos mais ativos e vitais do corpo, e também um dos mais indulgentes. Tudo o que é absorvido por meio de seu intestino vai para lá, onde é processado e desintoxicado. Esses processos geram substâncias inflamatórias (radicais livres e leucotrienos), e a exposição excessiva a toxinas pode danificar as células do fígado durante o processo de desintoxicação.

Ainda assim, quando desafiado por uma dieta gordurosa e exposição regular a toxinas como o álcool, seus incríveis poderes de regeneração o ajudam a continuar na luta. Mesmo se 75% dele for removido em uma cirurgia, ele costuma tentar crescer de novo.

O QUE O SEU FÍGADO FAZ

- Produz bile para ajudar na digestão e diluir as gorduras ingeridas.
- Produz novas proteínas do corpo, como aquelas envolvidas na coagulação.
- Converte amônia (um dejeto tóxico do metabolismo das proteínas) em ureia.
- Processa as gorduras ingeridas para produzir colesterol e triglicérides.
- Ajuda a manter os níveis de açúcar no sangue fabricando glicose.
- Armazena o excesso de glicose na forma de glicogênio (um combustível amiláceo de emergência) para manter os níveis de açúcar no sangue quando necessário (durante o jejum noturno, por exemplo).
- Armazena vitaminas lipossolúveis (A, D, E e K) e alguns minerais (como ferro e cobre).
- Gera calor para aquecer o sangue que passa por ele.
- Ajuda a controlar a formação e a destruição de células sanguíneas.
- Remove venenos (como o álcool) do sangue e os desintoxica.
- Age como uma "peneira" imunológica, filtrando os antígenos absorvidos pelos intestinos.

A longo prazo, a falta de controle da dieta (de calorias, gorduras ou álcool) pode levar à degeneração gordurosa. Isso causa mudanças no fígado similares às vistas nos patos e gansos alimentados à força para produzir patê de *foie gras*. Apesar de ele ser uma iguaria, fazer o mesmo com seu próprio fígado compromete suas chances de longevidade. A mudança gordurosa pode progredir para uma inflamação no fígado (hepatite), formação de tecido cicatricial

> ### Alerta **MÉDICO!**
> Se você tem doença hepática ou cálculos biliares, não tome suplementos, exceto sob a supervisão de um nutrólogo.

(fibrose) ou até cirrose – uma doença séria em que o fígado encolhe e se torna nodular.

Cuidando do seu fígado

- **Tenha uma alimentação saudável,** que forneça calorias o suficiente, sem excesso, e muitas frutas e vegetais que ofereçam proteção na forma de antioxidantes.
- **Concentre-se em obter gorduras saudáveis** (da azeitona, canola, nozes e óleo de peixe), pois elas não têm um grande impacto na quantidade de colesterol produzido pelo fígado.
- **Evite o excesso de álcool,** pois ele é um veneno para as células, e seu excesso pode causar inflamação e fibrose no fígado.
- **Evite atividades arriscadas** que aumentem seu risco de exposição ao vírus da hepatite, que ataca o fígado e pode causar danos a longo prazo.

Suplementos antienvelhecimento

Extratos de cardo-leiteiro *ajudam a aumentar os níveis de glutationa, um antioxidante do fígado que protege as células de danos tóxicos, útil para quem não consegue deixar de cometer excessos.*

Alcachofra *tem propriedades regenerativas e protetoras similares às do cardo. Ela estimula a função hepática para aumentar a produção de bile, reduzir o colesterol e melhorar os sintomas "biliares" (inchaço, flatulência, náusea e desconforto abdominal).*

Bactérias probióticas *(Lactobacilli, Bifidobacteria) digerem a fibra alimentar para produzir ácidos graxos de cadeia curta, como propionato, que tem um efeito anti-inflamatório sobre o fígado.*

Probióticos *também podem melhorar a função hepática, reduzindo os "vazamentos" intestinais e o número de endotoxinas absorvidas pela circulação e levadas ao fígado para processamento.*

Vitaminas do complexo B *para o metabolismo do fígado.*

> ### VOCÊ SABIA?
> O cardo-leiteiro ajuda a proteger seu fígado antes de uma noite de bebedeira, enquanto a alcachofra pode reduzir os efeitos da ressaca na manhã seguinte (*veja* suplementos).

Evite o excesso de álcool para manter seu fígado saudável.

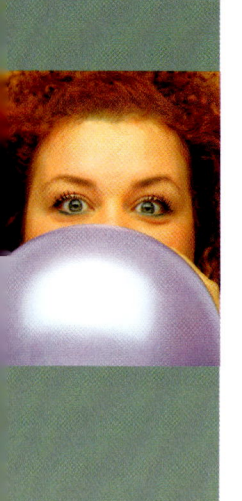

Pulmões

Não costumamos nos preocupar muito com a respiração, já que ela acontece de maneira automática – normalmente, requer pouco esforço ou pensamento. Mas muitas pessoas desenvolvem hábitos respiratórios ruins à medida que envelhecem.

Suspiros profundos, arfadas, segurar o ar ou uma respiração rápida e superficial podem minimizar o bem-estar de formas inesperadas, aumentando os efeitos do estresse, reduzindo a oxigenação de tecidos do corpo e, possivelmente, aumentando seu risco de pressão alta, ataque cardíaco e derrame.

HIPERVENTILAÇÃO

Quando sua respiração fica superficial e rápida, você solta rapidamente muito dióxido de carbono, fazendo seu sangue perder acidez e se tornar mais alcalino. Isso afeta a transmissão de sinais nervosos, causando tontura, fraqueza e formigamento, normalmente em volta da boca. Esses sintomas aumentam a sensação de pânico, fazendo você respirar ainda mais rapidamente e expirar mais dióxido de carbono, o que pode levar a um ataque de pânico.

Pessoas que costumam hiperventilar, às vezes, passam por vários outros sintomas físicos, incluindo dormência, espasmos musculares, dor no peito, palpitações, distúrbios visuais, dor de cabeça severa e até desmaios.

OUTROS PROBLEMAS

A exposição a poluentes do ar, especialmente fumaça de cigarro, é o desafio ligado à idade mais comum para os pulmões. Os poluentes inalados levam à inflamação, com o enrijecimento, estreitamento e obstrução das vias aéreas. A inflamação também aumenta a produção de muco (bronquite crônica), promove infecções pulmonares (bronquite aguda, pneumonia) e pode levar ao estiramento e à ruptura dos sáculos de ar (enfisema). A asma também pode aparecer em idades mais avançadas em virtude de respostas imunológicas anormais que desencadeiam inflamação e espasmos nas vias aéreas, cujos sintomas são tosse, chiado e falta de ar.

CONTROLE SUA FREQUÊNCIA RESPIRATÓRIA

Peça a um amigo para contar sua taxa respiratória quando você não estiver prestando atenção. A taxa média é de 10 a 12 por minuto, mas pessoas que hiperventilam regularmente têm uma taxa de 15 a 20 respirações por minuto, e uma pessoa em pânico pode chegar a até 30 respirações por minuto.

> ### Alerta **MÉDICO!**
> Se você tiver sintomas de hiperventilação ou estiver preocupado de qualquer forma com sua respiração, procure orientação médica – não faça o diagnóstico nem entre em um ataque de pânico.

Cuidando dos pulmões

- **Tenha uma respiração tranquila.** No Oriente, a respiração está no centro da meditação e da ioga, cujos adeptos acreditam que podem rejuvenescer corpo e mente para promover saúde, força e longevidade. Imagine uma vela bem em frente a você, que treme suavemente enquanto você inspira e expira. Controle seu padrão respiratório colocando uma das mãos sobre o abdômen e a outra sobre o peito; quando inspirar, a mão de baixo deve subir primeiro.
- **Não fume** e evite ambientes esfumaçados ou poluídos.
- **Faça exercícios regulares**, mas, se correr ou pedalar regularmente, fique longe de estradas que o exponham à fumaça pesada. Inalar partículas de motores a diesel pode aumentar o risco de doenças cardíacas e pulmonares.
- **Beba café!** Café, chocolate amargo e achocolatado sem açúcar são benéficos, pois contêm metilxantinas, como a cafeína e a teobromina, que abrem as vias respiratórias e reduzem a tosse. O consumo regular de café reduz a chance de chiado em 30%. O café moído traz mais benefícios que o instantâneo, mas seu excesso pode causar tremedeira, problemas de sono e sintomas de abstinência.
- **Adote uma dieta de estilo mediterrâneo** que traga muitas frutas, vegetais e peixes ricos em antioxidantes. Quem come peixes oleosos pelo menos duas vezes por semana tem metade das chances de ter chiados ou aperto no peito que os demais – mesmo quando outros fatores, como o fumo, são considerados.

Suplementos antienvelhecimento

Antioxidantes como vitamina C, E e extratos de casca de pinho reduzem a inflamação.

Óleos de peixe ômega-3 têm uma poderosa ação anti-inflamatória.

O açafrão contém curcumina, que relaxa a musculatura lisa para reduzir os espasmos das vias aéreas.

O magnésio inibe a constrição das vias aéreas e promove seu relaxamento.

A coenzima Q10 para a utilização de oxigênio e a produção de energia nas células (os níveis são reduzidos em pessoas com doenças pulmonares).

O cogumelo reishi tem um efeito modulador da imunidade para melhorar a hipersensibilidade das vias aéreas.

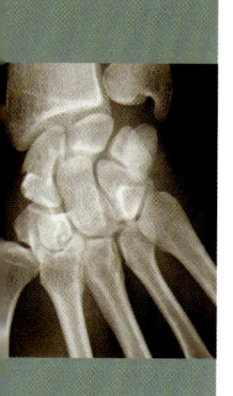

Ossos

O problema mais comum relacionado à idade que afeta os ossos é a osteoporose. Ela ocorre quando a produção de ossatura nova não consegue repor a velha, que é reabsorvida, então melhorar a saúde dos ossos é importantíssimo.

Apesar de costumarmos pensar nos ossos como "varas" inertes, os mais de 206 ossos do seu corpo são tecidos vivos feitos de uma rede de fibras de colágeno cheias de sais minerais. Esses minerais – dos quais o mais importante é o fosfato de cálcio – estão em um estado constante de fluxo, com ossos novos sendo constantemente feitos para repor aqueles que se desgastaram e dissolveram.

A osteoporose acontece quando essa atividade de remodelação fica desequilibrada. O resultado é um afinamento dos ossos, que ficam mais frágeis e se quebram mais facilmente.

Cuidando dos seus ossos

- **Faça exercícios regulares** para estimular a formação dos ossos – ao menos de 30 a 60 minutos por dia. Exercícios de alto impacto são melhores (aeróbica, ginástica, dança, esportes com raquete, corrida, pular corda), mas exercícios que não usam pesos, como alongamento e natação, também são benéficos. Para as pessoas mais velhas, qualquer atividade é útil, como andar, subir escadas, carregar peso, fazer o trabalho de casa e

FATORES DE RISCO: OSTEOPOROSE

- Menopausa antes dos 45 anos nas mulheres ou baixos níveis de testosterona nos homens.
- Falta de menstruação por qualquer causa que não seja a gravidez (por exemplo, dietas ou exercícios em excesso ou o uso de contraceptivos que depositam progesterona).
- Histórico na família próxima – especialmente se um dos pais teve fratura no quadril.
- Uso prolongado de altas doses de medicamentos corticosteroides.
- Certas doenças, como problemas adrenais, hepáticos ou na tireoide.
- Ficar dentro de casa, com pouca exposição ao sol.
- Baixo consumo de magnésio, cálcio, fósforo e vitamina D na alimentação.
- Má absorção intestinal (doença celíaca, doença de Crohn, cirurgia gástrica, por exemplo).
- Imobilidade prolongada, especialmente confinamento na cama durante a infância.
- Beber ou fumar em excesso.

jardinagem. Essas atividades também fortalecem os músculos a fim de reduzir a chance de queda.
- **Tome boas quantidades de cálcio** ao longo da vida. As fontes envolvem laticínios, vegetais folhosos verdes, salmão e sardinha (enlatadas e com os ossos), ovos, nozes, sementes, leguminosas, além de pão branco e preto feito com farinha fortificada. O jeito mais fácil de melhorar seu consumo é beber 500 ml a mais de leite desnatado ou semidesnatado, que fornece cerca de 720 mg de cálcio.
- **Tome suficiente vitamina D** – essencial para a absorção de cálcio de sua alimentação. Apenas 15 minutos de exposição ao sol quando o índice UV é maior que 3 pode produzir vitamina D, mas, durante os meses frios de inverno, você precisa garantir a ingestão por meio de peixes oleosos, fígado, ovos, manteiga e leite e margarina fortificados, além de suplementos.
- **Coma, pelo menos, cinco porções de frutas e vegetais por dia,** pois são ricos em vitaminas, minerais, antioxidantes e isoflavonas necessários para a saúde dos ossos.
- **Evite bebidas enlatadas e efervescentes,** pois a alta concentração de ácido fosfórico retira o cálcio dos ossos.
- **Corte as comidas salgadas** – o sal de mesa (cloreto de sódio) aumenta a perda de cálcio por meio dos rins.
- **Evite fumar,** o que pode reduzir os níveis de hormônios sexuais, desencadeando um afinamento prematuro dos ossos.
- **Evite antiácidos feitos com alumínio,** que prejudicam a absorção de fosfatos no intestino – o uso regular por mais de dez anos pode dobrar o risco de fratura dos quadris.
- **Evite o estresse excessivo,** pois o hormônio do estresse, o cortisol, aumenta a reabsorção do cálcio dos ossos e aumenta a perda dele pela urina.
- **Considere reduzir o consumo de cafeína** – algumas pesquisas sugerem que quem bebe quatro xícaras de café por dia tem três vezes mais chances de sofrer fratura nos quadris na velhice. Para combater esse efeito, alguns especialistas sugerem obter 40 mg extras de cálcio para cada 178 ml de café consumidos.
- **Evite comer carne vermelha em excesso,** pois isso pode reduzir a absorção do cálcio dos alimentos e foi relacionado à pouca massa óssea e ao surgimento antecipado da osteoporose. Procure comer carne não mais que uma vez por dia.

Suplementos antienvelhecimento

Cálcio e fosfatos *para fortalecer os ossos.*

Vitamina D$_3$ *para maximizar a absorção de cálcio no intestino.*

Vitamina K$_2$ *para fabricar osteocalcina, uma proteína óssea que fixa o cálcio.*

O magnésio *regula o fluxo de cálcio que entra e sai das células e é importante para fortalecer os ossos.*

Os ácidos graxos essenciais *encontrados nos óleos de prímula e de peixe estimulam a absorção de cálcio no intestino, reduz a perda de cálcio pela urina e aumenta o depósito de cálcio nos ossos.*

As isoflavonas *imitam a ação benéfica do estrogênio para aumentar a mineralização dos ossos.*

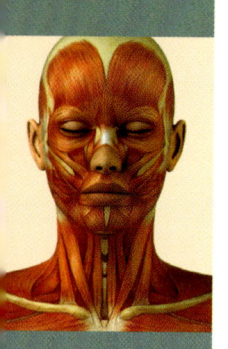

Músculos

Se você não usá-los, vai perdê-los! À medida que você envelhece, perde uma quantidade significativa de tecido muscular, que vai sendo substituído principalmente por gordura. O consumo reduzido de energia e os exercícios regulares são importantes para manter longe a temida gordurinha da idade...

Seu corpo tem cerca de 650 músculos estriados. Além disso, há inúmeros músculos lisos que realizam funções involuntárias, como controlar a contração e a dilatação dos vasos sanguíneos e impulsionar os alimentos ao longo do intestino. Seu músculo mais importante, no entanto, está no seu coração, que contém um tipo especial de músculo estriado involuntário, que pulsa sem falha a cada minuto da sua vida.

IDADE	KCAL POR DIA MULHERES	HOMENS
15–18	2.110	2.755
19–50	1.940	2.550
51–59	1.900	2.550
60–64	1.900	2.380
65–74	1.900	2.330
75+	1.810	2.100

REDUZINDO SEU CONSUMO DE ENERGIA

Entre os 25 e os 70 anos de idade, a mulher perde, em média, 5 kg de músculos, enquanto o homem perde 10 kg. Como as células musculares queimam mais energia que as adiposas, seu metabolismo se desacelera proporcionalmente à quantidade de tecido muscular que você perdeu. Na média, após os 25 anos, seu metabolismo basal fica 5% mais vagaroso a cada 10 anos e, por isso, sua necessidade calórica também cai. Aos 75 anos, uma mulher precisa de cerca de 300 kcal diários a menos do que precisava quando tinha 18 anos, e 130 kcal diários a menos do que quando tinha 50 – e a diferença é ainda maior nos homens (*veja* necessidades energéticas estimadas acima). Se você não reduzir seu consumo de energia para compensar essa perda de tecido muscular, o resultado inevitável é o ganho de peso.

Cuidando dos seus músculos

Exercite-se todos os dias, pelo menos, de 30 a 60 minutos – e, quando estiver em forma, faça ainda mais exercícios. Andar e nadar são particularmente benéficos, pois envolvem a ação de mais de 200 músculos sem sobrecarregar as juntas, que já não são mais tão jovens.

Assim que você começar a se exercitar, os vasos sanguíneos dos músculos que estiverem trabalhando se dilatam para trazer os suprimentos extras de glicose, ácidos graxos, oxigênio e minerais e vitaminas necessários. O exercício regular ajuda, portanto, a contrabalançar os efeitos da idade para manter a massa muscular.

As células dos músculos obtêm energia queimando combustíveis (glicogênio, glicose, ácidos graxos) dentro de pequenas "fábricas" chamadas mitocôndrias. Essa atividade metabólica é uma das principais contribuições à sua taxa de metabolismo basal e às necessidades energéticas. Exercícios regulares aumentam o número e o tamanho das mitocôndrias presentes em cada célula "exercitada"; por isso, você queima mais energia por hora mesmo quando estiver descansando ou dormindo, ajudando, assim, a não engordar. Eles também melhoram a resistência à insulina e o controle de glicose para proteger contra a diabetes tipo 2.

Suplementos antienvelhecimento

Vitaminas do complexo B *para a produção de energia nas células musculares: a vitamina B_3 (niacina) é necessária para a absorção de glicose da circulação.*

Antioxidantes *(como as vitaminas C e E) reduzem o dano causado por radicais livres e têm um efeito fortificante sobre as fibras musculares.*

Magnésio *mantém a estabilidade elétrica das células musculares e é especialmente importante no controle da entrada de cálcio nas células cardíacas para manter uma pulsação regular.*

Coenzima Q10 *para processar o oxigênio e gerar moléculas ricas em energia (é especialmente importante para o número cada vez maior de pessoas que tomam remédios com estatina para reduzir o colesterol).*

Creatina *é uma molécula proteica rica em energia que pode ajudar a aumentar a massa muscular.*

Ácido linoleico *conjugado transporta os ácidos graxos dos tecidos adiposos para as células musculares, nas quais são queimados para a obtenção de combustível (eliminando gordura para formar músculos).*

HMB (hidroximetil butirato) *é um componente de proteínas que pode reduzir o desperdício muscular relacionado à idade.*

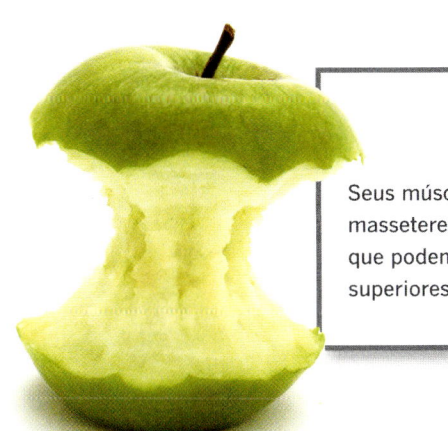

VOCÊ SABIA?

Seus músculos mais poderosos são os masseteres – músculos usados na mastigação que podem gerar mordidas com pressões superiores a 120 kg/cm² entre os dentes.

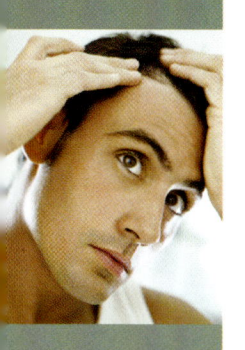

Cabelo

Você pode não conseguir reverter a queda genética de cabelo, mas há muito que pode ser feito para manter os folículos capilares saudáveis e combater a queda e o afinamento do cabelo que vêm com a idade.

Cada um de nós tem entre 100 mil e 150 mil folículos capilares na cabeça, sendo que os louros tendem a ter mais que os morenos. Cada fio tem seu próprio ciclo de vida, crescendo vigorosamente por até seis anos (fase anágena), seguidos por um período de descanso (fase catágena) de 3 a 6 meses. Enquanto descansa, a raiz do cabelo encolhe, se solta e, finalmente, cai (fase telógena), levando à reativação do folículo para produzir um novo fio.

Como cada fio de cabelo tem seu próprio ciclo, perdemos cerca de 80 a 100 fios de cabelo por dia. Se a queda for maior que isso, um rareamento gradual ocorre, especialmente ao final da vida, quando o crescimento de cabelo fica mais lento.

CALVÍCIE

O problema capilar associado à idade mais comum é a alopecia androgenética, que pode afetar tanto homens quanto mulheres. Essa forma de perda capilar difusa no topo do couro cabeludo costuma ser genética, passando pela linhagem feminina. Acredita-se que resulte do aumento da atividade da 5-alfa reductase, uma enzima que converte o hormônio testosterona em di-hidrotestosterona nos folículos capilares da cabeça. Isso age como o sinal para a produção de fios cada vez mais finos a cada ciclo de crescimento, antes que os folículos finalmente entrem em estado de dormência.

MEDIDOR DE SAÚDE

Seu cabelo é um bom indicador de sua saúde e nutrição em geral. Costuma ser a primeira parte do corpo a mostrar sinais de saúde ruim ou falta de vitaminas, minerais ou ácidos graxos essenciais na alimentação. Isso ocorre porque, apesar de o cabelo costumar ser visto como uma estrutura morta, sua raiz – o folículo – é viva. A taxa com que novas

VOCÊ SABIA?

Após os 25 anos, o diâmetro de cada fio diminui naturalmente, especialmente nas mulheres. Apesar de isso costumar passar despercebido, pode mudar a textura e o volume do seu cabelo. Lá pelos 40 anos, a maioria das pessoas tem cabelo mais fino e com menos volume. Ao mesmo tempo, mais folículos ficam na fase de descanso; por isso, menos cabelo cresce, e a taxa de crescimento diminui, resultando em afinamento progressivo.

células capilares são fabricadas perde apenas para a velocidade com que novas células sanguíneas são produzidas pela medula óssea. Seus folículos precisam, portanto, de um suprimento constante de nutrientes para manterem-se saudáveis. Ao contrário da medula, no entanto, o cabelo não é uma estrutura essencial, e seu corpo prefere realocar recursos nutricionais preciosos para outros pontos em tempos de escassez ou estresse.

Cuidando do seu cabelo

- **Tenha uma alimentação saudável e balanceada,** com a maior quantidade possível de alimentos integrais e não refinados, especialmente grãos, frutas, vegetais, nozes e sementes, para obter vitaminas, minerais e ácidos graxos essenciais.
- **Não se alimente de forma errada,** fazendo dietas abruptas ou pulando refeições, principalmente o café da manhã. Coma algo a cada quatro horas pelo menos (um lanche saudável como frutas frescas ou secas, por exemplo).
- **Procure incluir uma fonte de proteínas,** como aves, peixes, ovos, nozes ou leguminosas, em cada refeição; o cabelo contém uma proteína resistente e fibrosa, a queratina, que é feita de aminoácidos obtidos da alimentação.
- **Reduza o consumo de sal** – o excesso de sal reduz o funcionamento dos folículos capilares, e pesquisas mostram que reduzir seu consumo pode reduzir a perda e o afinamento do cabelo em até 60%.

Suplementos antienvelhecimento

Suplemento multivitamínico e mineral do tipo de A a Z *como salvaguarda nutricional.*

Óleos de peixe ômega-3 *para melhorar a textura e o brilho dos cabelos.*

Óleo de prímula *para melhorar a flexibilidade dos cabelos e da pele.*

A sílica *(retirada, por exemplo, de bambu ou cavalinha), encontrada em suplementos para cabelo, pele e unhas, aumenta a força dos fios de cabelo.*

- **Estimule o fluxo sanguíneo para os folículos** massageando seu couro cabeludo com os dedos regularmente, todos os dias se possível. Segure punhados de cabelo perto da raiz e mova o couro cabeludo para frente e para trás e de um lado ao outro para ajudar a reduzir a tensão.
- **Tente evitar o excesso de estresse,** pois os hormônios liberados diminuem o fluxo sanguíneo para o couro cabeludo e os folículos capilares, reduzindo seu suprimento de nutrientes. Isso pode levar a um afinamento generalizado do cabelo ou até a perda em algumas áreas. Se você estiver estressado, seu couro cabeludo ficará mais rígido; use a massagem para relaxá-lo e melhorar a circulação para os folículos capilares.
- **Mantenha uma visão positiva** sobre a vida, pois pensamentos negativos têm um efeito profundo sobre sua saúde em geral e sobre a de células que se dividem rapidamente, como as dos folículos capilares.

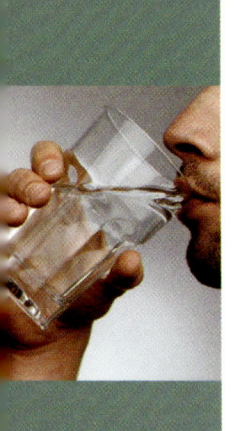

Bexiga

O problema mais comum da idade nessa região é a incontinência urinária, mas exercícios do assoalho pélvico podem fazer maravilhas – tanto para prevenção quanto para tratamento.

Sua bexiga é um saco muscular elástico que pode segurar até 500 ml de fluido. A incontinência urinária, no entanto, tende a ficar mais comum à medida que envelhecemos, apesar de poder afetar pessoas de qualquer idade; ela também é mais comum em mulheres que em homens (principalmente por causa do parto, mas também em virtude da anatomia do assoalho pélvico). Alguns casos se devem à fraqueza dos músculos pélvicos (originando a chamada incontinência de esforço, que ocorre quando se faz força, tosse ou espirra), enquanto outros se devem à hiperatividade dos músculos da parede da bexiga (bexiga hiperativa) ou ambos juntos (incontinência mista), em que o vazamento involuntário está associado à urgência e ao esforço físico. Infecções e problemas que afetem o sistema nervoso também podem contribuir.

EXERCÍCIOS PARA O ASSOALHO PÉLVICO

Exercício 1 Contraia os músculos das passagens da frente e de trás, como se estivesse tentando segurar a vontade de ir ao banheiro. Contraia-os uma, duas, três vezes, como se fossem um elevador subindo e parando em três andares. Segure enquanto conta até quatro antes de soltar. Quando você retornar à posição normal, empurre-os para fora, então contraia o assoalho pélvico novamente. Se você achar fácil segurar enquanto conta até quatro, tente segurar por mais tempo – até 10 segundos.

Exercício 2 Fique deitado, sentado ou em pé com seus joelhos levemente distanciados. Contraia e puxe seus músculos pélvicos o mais forte que conseguir. Segure pelo tempo que conseguir e relaxe devagar. Descanse durante cerca de 10 segundos entre as contrações. Repita de cinco a dez vezes.

Exercício 3 Deite, sente ou fique em pé com os joelhos levemente distanciados. Puxe os músculos para cima com força e relaxe imediatamente. Repita de cinco a dez vezes. À medida que seus músculos se fortalecerem, segure a contração por mais tempo e repita o exercício mais vezes.

> **VOCÊ SABIA?**
> A terapia de reposição hormonal de estrogênio pode melhorar a incontinência urinária em mulheres na menopausa.

Exercícios para fortalecer a musculatura do assoalho pélvico (a rede muscular que se estende do osso púbico na frente até a base do cóccix atrás, formando a parte de baixo da pélvis) costumam ajudar a prevenir e tratar a incontinência (*veja* à esquerda).

FORTALECENDO O ASSOALHO PÉLVICO

Pelo menos oito contrações musculares no assoalho pélvico devem ser feitas ao menos três vezes por dia. O segredo é a qualidade, e não a quantidade. Apesar de parecer fácil, o segredo é tensionar e levantar esses músculos sem mexer o abdômen, apertar as pernas, contrair os glúteos ou segurar a respiração.

Para verificar se você está treinando os músculos certos, sente-se no vaso sanitário com as pernas separadas e pare o fluxo de urina sem mover as pernas ou contrair os glúteos. Se conseguir fazê-lo, você está fortalecendo os músculos certos (faça isso apenas para aprender a técnica; se o fizer regularmente, pode causar uma infecção). Pode ser útil pôr uma das mãos sobre o abdômen para verificar se ele permanece relaxado enquanto faz os exercícios. Aparatos vaginais e estimuladores pélvicos elétricos também estão disponíveis.

Contraia os músculos do assoalho pélvico antes de tossir, espirrar ou levantar objetos e evite ficar em pé por períodos muito longos.

Suplementos antienvelhecimento

Os extratos de oxicoco *ajudam a prevenir infecções no trato urinário.*

Os probióticos *podem ajudar a reduzir a ocorrência de infecções urinárias.*

As isoflavonas *têm uma ação natural parecida com a do estrogênio para quem preferir não fazer reposição hormonal.*

Cuidando da sua bexiga

- **Beba líquidos em quantidade suficiente** para manter sua urina clara.
- **Evite bebidas com cafeína,** pois ela pode irritar a bexiga. O café forte (espresso) também tem um efeito diurético, menos evidente no chá, pois ele é compensado pelo líquido presente na bebida.
- **Mantenha-se em forma** – vários exercícios têm efeito tonificante sobre os músculos pélvicos.
- **Faça exercícios para o assoalho pélvico** todos os dias para fortalecer os músculos e mantê-los tonificados.
- **Mantenha um peso saudável** para evitar distender os músculos do assoalho pélvico – especialmente se você tiver tendência a acumular peso na cintura.

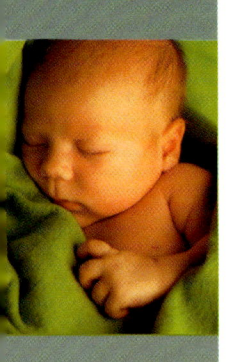

Fertilidade

A fertilidade feminina chega ao fim na menopausa, mas pesquisas recentes sugerem que os homens também precisam ficar de olho no relógio biológico se quiserem ter filhos.

Enquanto os homens podem, na teoria, tornar-se pai desde a puberdade até o fim da vida, a análise de pacientes masculinos de uma clínica de infertilidade sugere que sua chance de sucesso cai 7% ao ano entre 41 e 45 anos, e o declínio é ainda mais acentuado entre os homens mais velhos. Isso ocorre porque a qualidade do esperma se deteriora com a idade. Um estudo envolvendo homens entre 22 e 80 anos de idade descobriu que o volume de sêmen cai 0,03 ml por ano; a mobilidade dos espermatozoides, 0,7% por ano; e a capacidade de nadar para a frente, 4,7% por ano.

As mulheres, por outro lado, têm cerca de meio milhão de óvulos na puberdade, mas eles desaparecem ou se desativam aos sinais dos hormônios a uma taxa de 1.000 a 1.500 por ano. Finalmente, na idade média de 51 anos, a menopausa feminina chega quando acaba o estoque de óvulos nos ovários. Os níveis de estrogênio começam a cair antes disso, junto com a fertilidade,

TESTES DE FERTILIDADE

- **PARA HOMENS,** a análise do sêmen mostra se a qualidade e a quantidade estão ou não dentro dos limites normais de:

Volume: acima de 2,0 ml
Concentração: acima de 20 milhões/ml
Total de células: acima de 40 milhões
Mobilidade: acima de 50%
Formas normais: acima de 14%

- **EM MULHERES,** um exame de sangue para medir os níveis de hormônios anti-müllerianos (AMH) pode medir quantos óvulos ainda há nos ovários (reserva ovariana). Essa informação é importante para mulheres que estejam planejando adiar a gravidez para os 30, 40 anos de idade. Os resultados mostram se essa é ou não uma boa decisão. Os resultados normais são os seguintes:

	Concentração de AMH pmol/L
Fertilidade ótima:	28,6–48,5
Fertilidade satisfatória:	15,7–28,6
Fertilidade baixa:	2,2–15,7
Fertilidade muito baixa:	0,0–2,2

> **VOCÊ SABIA?**
> Cuecas apertadas podem reduzir a contagem de esperma masculina em até 20%. Por isso, prefira as do tipo samba-canção de algodão, mais largas.

Suplementos antienvelhecimento

Multivitamínico e mineral como salvaguarda nutricional.

Antioxidantes (vitamina C, vitamina E, selênio) para proteger as células do esperma de sofrerem danos.

Zinco é fundamental para o funcionamento dos hormônios sexuais e evitar a liberação prematura de substâncias da cabeça do espermatozoide necessárias para furar o óvulo durante a fertilização.

O ácido fólico é essencial para a divisão celular normal, incluindo a produção de espermatozoides e o início da gravidez.

de modo que uma mulher de 25 anos, por exemplo, pode engravidar após tentar por dois a três meses, enquanto uma de 35 pode levar de seis meses a dois anos – ou mais – para engravidar.

Cuidando da sua fertilidade

- **Tenha uma dieta saudável** que inclua, pelo menos, cinco porções diárias de frutas e vegetais – e, de preferência, de oito a dez se você conseguir.
- **Mantenha um peso saudável,** pois estar acima do peso afeta o equilíbrio hormonal, a resistência à insulina e o controle da glicose, fatores que têm impacto sobre a fertilidade.
- **Faça exercícios regularmente** – isso pode melhorar a fertilidade, melhorando a resistência à insulina e o controle da glicose.
- **Faça um check-up da sua saúde sexual** em uma clínica especializada. Algumas infecções sexualmente transmissíveis, como a clamídia, podem ter poucos sintomas, mas reduzir a fertilidade.
- **Pare de fumar** – mulheres que fumam dez ou mais cigarros por dia têm o triplo de chance de ter dificuldades na concepção, enquanto os homens fumantes têm apenas metade da fertilidade dos não fumantes.
- **Evite o álcool,** pois ele age como um veneno para as células. Mulheres que bebem até cinco unidades de álcool por dia têm o dobro das chances de concepção dentro de seis meses que as que bebem dez unidades ou mais por semana. 40% da subfertilidade masculina está relacionada ao consumo de álcool (mesmo que moderado).
- **Evite o excesso de estresse,** pois ele pode afetar a fertilidade, reduzindo os níveis de hormônios sexuais.
- **Use um kit de previsão ovulatória** para conhecer seu período fértil e otimizar suas chances de concepção, já que o período de ovulação é extremamente imprevisível, sobretudo em mulheres mais velhas.

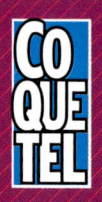

LIVROS COQUETEL
Para deixar em forma a parte mais importante do seu corpo:
O CÉREBRO

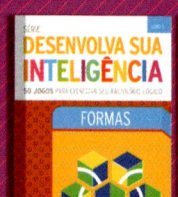

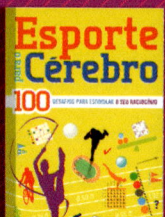

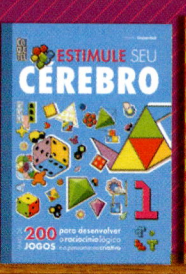

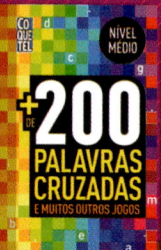

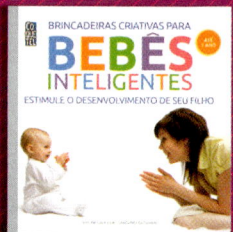

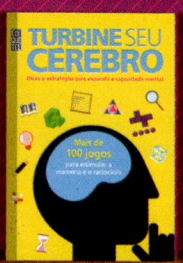

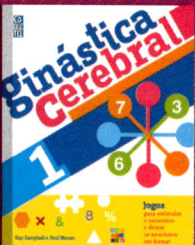

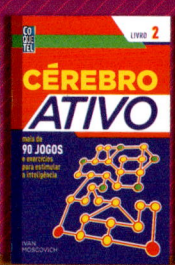

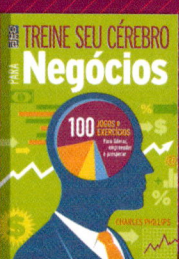

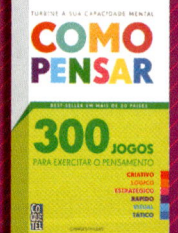

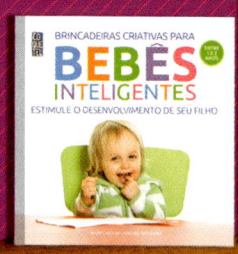

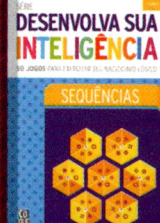

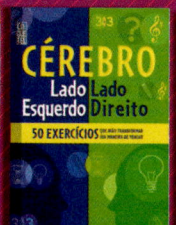

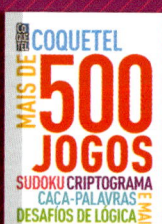

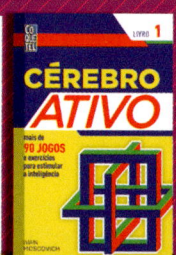

COMPRE ESTES E OUTROS LIVROS NA LOJA SINGULAR lojasingular.com.br/coquetel